JN195825

何歳からでも

丸まった背中が2ヵ月で伸びる!

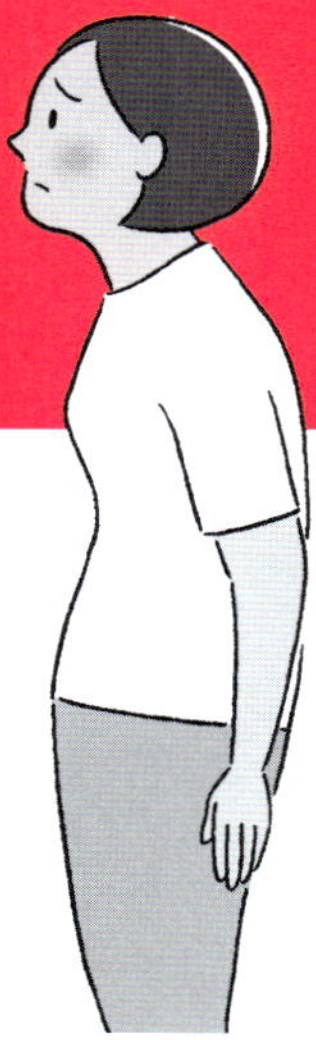

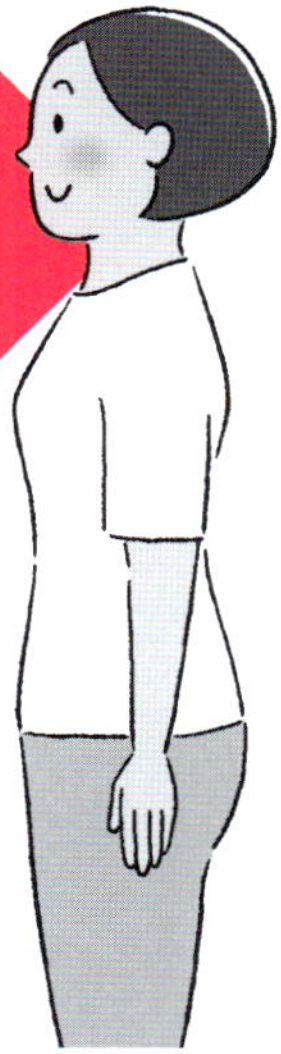

安保雅博

医師／リハビリテーション科診療部長
東京慈恵会医科大学附属病院副院長

中山恭秀

理学療法士／東京慈恵会医科大学附属病院
リハビリテーション科技師長

すばる舎

はじめに

四捨五入をすると、余裕で60歳になる年齢となりました。月1回のゴルフと歩くこと以外に、ほとんど運動はしていません。

ある朝起きたら、左肩が上がらなくなりました。いわゆる五十肩です。腕は骨の支えがなく、腱と筋肉で肩からぶら下がっているようなものです。痛めると、肩の前か横か後ろのどこかに痛みが波及し、とてもやっかいです。長くなると、どこが痛いのか、どこが震源地なのかわからなくなるからです。

そんななか、痛みをこらえて外来をしていると、「いずれ治るだろうから我慢しなさい。私は1年かかったから」と、患者さんやご家族に慰められながら、半年が過ぎてしまいました。医者の不養生とは、このことです。

この話を大学の同級生にしたところ、

「同じようなことが左肩に起こって、右肩にも起こり、今おれは両方上がらなくなっている。おまえはまだマシなほうだ」

と、さらなる不養生者を発見しました。

しばらくして、少し良くなったかと思い、電車で斜め上にあるつり革を握ったところ、激痛が走りました。苦しんでいると、横にいた女性から冷たい視線が何度も突き刺さり、手を下ろすことができず、駅に着くまで悶絶したのでした。

右肩は問題ないと思っていましたが、寝て肘を伸ばし、手を上げても床までつかないことがわかりました。後ろ側にやっても、肩甲骨が触れません。要するに、むちゃくちゃ体が硬いのです。また、本文の72ページに出てきますが、うつぶせに寝て亀のように首だけ上げる動作も、非常につらくなっているのに気がつきました。腐ったゴム状態という感じです。

少し猫背で首が前に出て、あまり芳しくない歩き方になっているのにも気がつきました。

背筋を伸ばそうと、医局にも家にも買った、ぶら下がり健康器。買った10日後に五十肩になったので、まだ10回ほどしかぶら下がっていません。家族の者や医局員だけが、伸びる伸びると言ってぶら下がっている状況です。

本書は、「最近ちょっと猫背になってきたな……」「肩周りが痛い」といった方のために、「背中を伸ばす」方法をご紹介します。

私が診療部長を務めるリハビリテーション科の理学療法士、中山恭秀技師長との共著です。主に1、4章は私が、2、3章は中山技師長が担当しました。中山技師長には、リハビリテーションの現場から、具体的な筋トレやストレッチを提案してもらいました。

背中が丸くなる大きな原因は、背筋力の衰えですが、骨の問題のこともあります。そちらについても解説しました。

読者のみなさまのお役に立てれば幸いです。

安保雅博

Contents

第2章 姿勢をまっすぐにしづらいのは「背筋力」の衰え

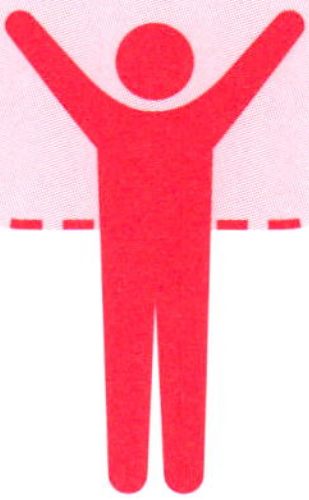

第3章 超簡単で効果抜群！ 2カ月で背中が伸びるズボラ筋トレ

第4章 背中が曲がるもうひとつの原因、「圧迫骨折」を防ぐ方法

第1章

「最近なんだか背中が丸くなってきた…」の正体

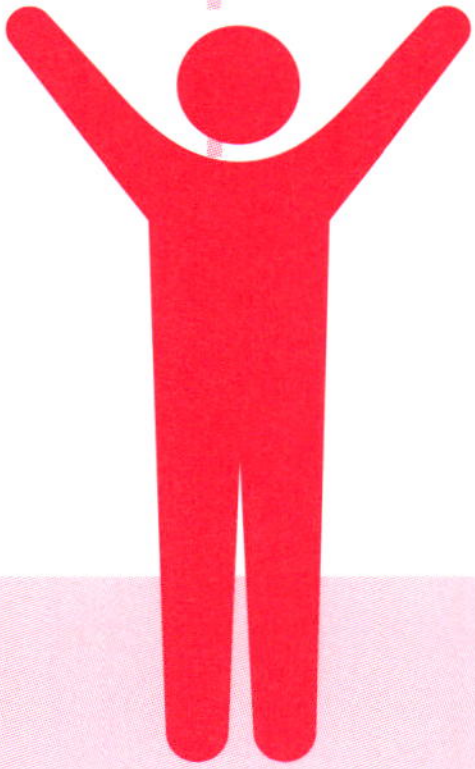

「鏡を見たら、なんだか背中が丸い」「姿勢が悪くなった」…

「疲れてる？」と聞かれる理由

人から「疲れているの？」と言われることはないでしょうか。「どうして？」「そんなふうに見える？」と聞くと、「疲れた歩き方をしているから……」という答えが返ってきたりします。

こうしたとき、たいていは悪い姿勢、猫背で歩いています。実際、胸を張って歩いていたら、疲れているようには見えないでしょう。

自分でも、無意識に歩いているとき、ふと街中のショーウィンドウなどで自分の姿が目に飛び込んできて、「なんだか背中が丸い……」「こんなに姿勢悪く歩いていたなんて」とショックを受けることもあります。

自分ではなかなか気づけませんが、年齢とともにだんだん姿勢が悪くなってきた。猫背になってきた……。そういうケースも多いものです。

では、疲れを感じさせない、立ったときにもっとも良い姿勢とは、どんなものでしょうか？

上げた腕を下ろしたときがベストな姿勢

皆さん、ラジオ体操第一はできると思います。私の年齢くらいの人は、ラジオ体操がちゃんとできるか小学校などで試験があったり、夏休みの朝にラジオ体操をしにいって、出席のハンコをもらわないといけなかったりして、音楽がなりさえすれば勝手に体が動くでしょう。

最初の運動で、立った状態でまっすぐ両手を耳に挟む感じで上にあげますよね。そして、手を返して肘を伸ばしたまま、下に下げます。その瞬間、まっすぐぴんと立っていますよね。

それが良い姿勢です。そのままの姿勢で歩くのがベストです。

肩が窮屈に感じませんか？

首をまっすぐにしているのはつらくないですか？

他の方法としては、壁に背中をつけるように、まっすぐ立てるでしょうか？　もちろん頭を壁につけてです。お尻の出っ張りがある分、かかとは少し壁から離しても大丈夫です。

または、肘を伸ばした万歳の状態で、仰向けに寝ることができますか？

できない場合、骨が曲がっていたり、関節が固くなっていたり、筋力低下があったり、何かしらできなくなってしまった原因があるものです。チェックをしなければなりません。

「まっすぐの良い姿勢」とは？

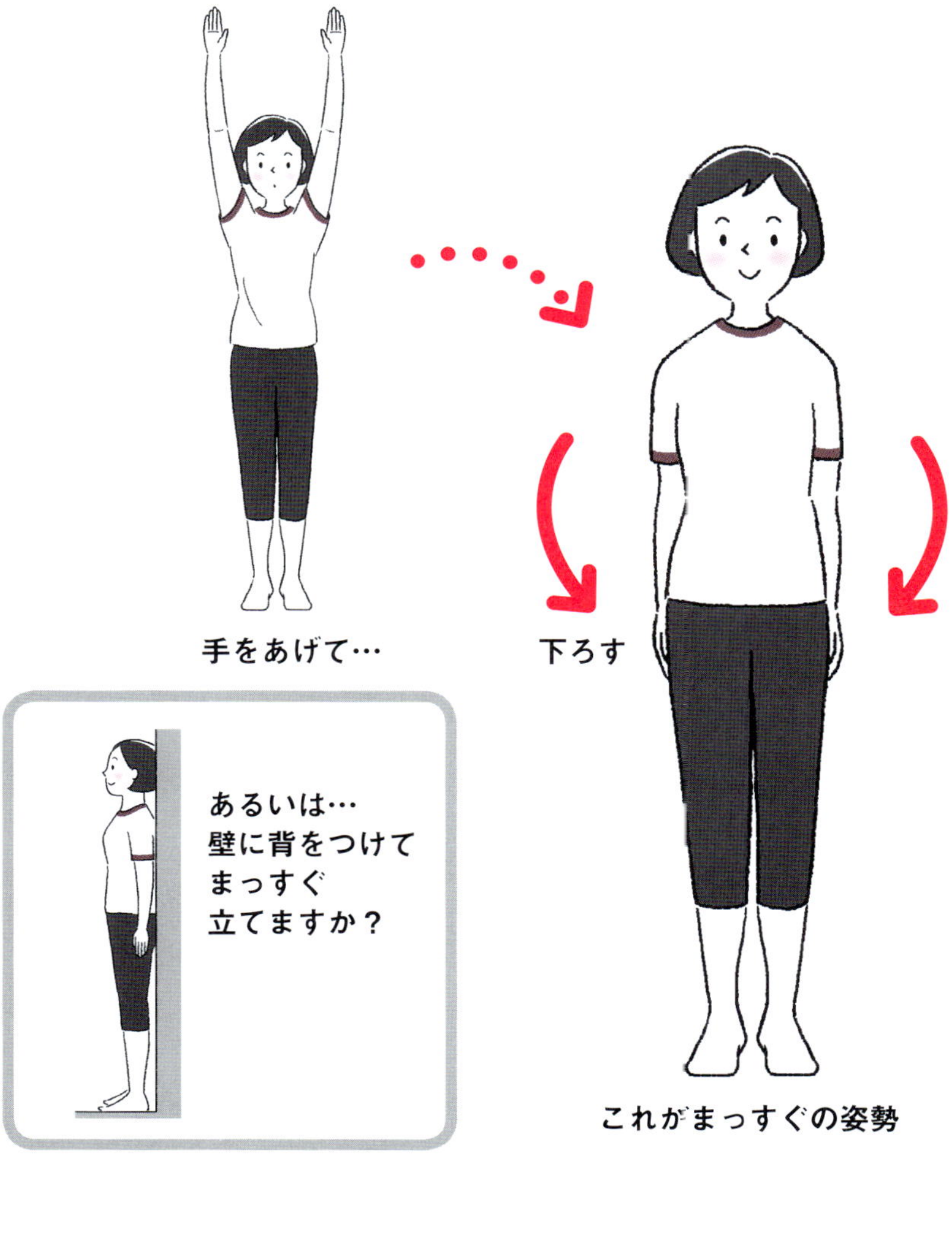
手をあげて…
下ろす
これがまっすぐの姿勢
あるいは…
壁に背をつけて
まっすぐ
立てますか？

背中が丸くなる主な原因は「背筋力」の衰え

姿勢をまっすぐに保つ筋肉

骨に問題がなくて、前述したようにまっすぐピンと立てたり、万歳して仰向けに寝られるにもかかわらず、歩くと背中が丸くなってしまう……。その一番の原因は、背中や首を支える、まっすぐに保つ筋肉の衰えと言えます。

背筋《はいきん》は背中をまっすぐに保つ筋肉ですが、若いときは意識すれば背中をしゃんと伸ばせたのは、筋肉が丈夫だったからということになります。

また、こうした場合だと、関節が固くなって正常な範囲まで動かない、「関節可動域制限」のあることがほとんどです。

関節可動域とは、関節が動く角度のことです。たとえば肘の関節はぴんと伸ばせて、曲げても肩に触れるところまでは曲がりませんよね。

本来、誰にも共通した、関節を曲げたり伸ばしたりできる角度があるのですが、その角度まで動かせなくなるのを関節可動域制限と言います。

リハの現場でもちょっとしたトレーニングで改善

しかし、筋肉は鍛えれば確実につきますし、関節可動域制限もなくなっていきます。

たとえば、パーキンソン病を患っている患者さんがみえるとします。パーキンソン病とは、震えや関節がこわばる、動きが鈍くなることなどを主症状とした、脳の病気です。厚生労働省に難病指定されています。

パーキンソン病は重症度が上がるにつれ、歩行ができなくなります。

重症度の程度にはステージⅠからⅤまであり、Ⅴは寝たきりをあらわしますが、Ⅱは右左の両側性障害で、四肢・体幹の静止振戦（ふるえ）・固縮（筋肉のこわばり）と姿勢異常・動作緩慢が現れます。歩くことはできますが、猫背の丸まった歩行になります。

そのため、ステージⅡの頃のリハビリテーションは、お薬と併用しながら、腕や肩を伸ばし、体幹のねじりの運動や背筋力を高める運動をしっかり行います。すると、明確に歩容（歩く姿）が改善し、健常者の歩行へ近づいてくるのです。

病気ではなく、少し不摂生で起きてしまう猫背や、元気のない歩き方の場合には、リハビリテーションの現場でも、ちょっとした機能訓練で、数ヵ月で背中が伸びてくる人はたくさんいます。

骨が弱って背中が曲がってしまうことも

骨粗鬆症による圧迫骨折

背筋《はいきん》の衰えにより、背中が丸くなっているケースは多いのですが、骨が弱って背中が曲がってしまうこともあります。多くは、骨粗鬆症による脊椎の変形が生じている場合です。

背中が曲がると言っても、「背骨が曲がる」というのはちょっと正しくありません。もともと背骨は24個の小さい骨（椎体）でできています。椎体と椎体の間に椎間板という軟骨があり、焼き鳥のねぎまのように連なっています。

骨粗鬆症については第4章で詳しく解説しますが、骨の密度が下がることです。つまり、とてももろくなります。

骨の密度が下がり、骨が弱くなることで、とても折れやすくなります。きっかけはたわいもないことなのです。階段を普通に降りたときとか、立ち上がったときとか、ぎりぎり耐えていた骨が耐えられなくなるタイミングで、折れてしまいます。

若い方は、高いところからの墜落や交通事故で折れますが、**高齢になって骨が折れる原因は、そんなたわいもないことで、突然起こる**のです。

背中の骨は、体の中でもっとも重い部位である頭を支えています。ちょっとしたきっかけで、その重みに耐えられなくなり、骨が押しつぶされて折れてしまいます。これを圧迫骨折と言います。

安静臥床を保持するだけで、折れた骨、椎体は再構築されます。ただし、きれいに背中が伸びてくるというのとは関係しない場合が多いです。つまり、折れた分、背骨は陥没したまま固まって治るので、それに合わせて背中が曲がるのです。

背骨の変形の種類

骨粗鬆症による背骨の骨折は、円形の筒のような腰の骨の前方がつぶれ、三角形のようになってしまう楔状椎《けつじょうつい》や、全体的にペッシャンコになってしまう扁平椎《へんぺいつい》があり、またそれがきっかけで多くの背骨が骨折していくものがあります。

骨粗鬆症による背骨つまり脊椎の変形は、秋田大学整形外科の元教授の佐藤光三先生が1991年に書かれた左の分類が、とてもよくわかります。

大きく①円背《えんぱい》、②凹円背《おうえんぱい》、③全後弯《こうわん》、④亀背《きはい》の4パターンに分けられます。

背中の骨はまっすぐだと思っている方も少なくないのではないでしょうか。実は人の背中は、生理的弯曲という、そもそも非常に不安定な曲線を保っています。この正常な姿勢に対して、どう変形しているかを示すものです。

① 円背

正常の姿勢と違って、胸のあたりの背骨である胸椎が丸くなってしまったかのように、後弯（後ろに向かって曲がる）が増強したパターン。胸元が後ろに強く曲がった状態。

② 凹円背

胸椎後弯が、腰の腰椎のそっくり返ったような前弯（前に向かって曲がる）により、代償されたパターン。円背を、腰の部分も逆に曲げて、バランスをとったようになる姿勢。

③ 全後弯

胸や腰の背骨、胸椎腰椎がともに丸くなってしまうパターン。生理的弯曲がなくなり、背中全体、腰まできれいに後ろに弓のように反った状態。

④ 亀背

胸と腰の骨の移行部、胸椎腰椎移行部の比較的限局した、丸くなる後弯の増強に、代償的に胸椎の前弯を伴うパターン。腰骨と胸の骨との境目で強く曲がり、そのために胸元を前にそらせた姿勢をとった、特徴的な姿勢。

背骨の変形の種類

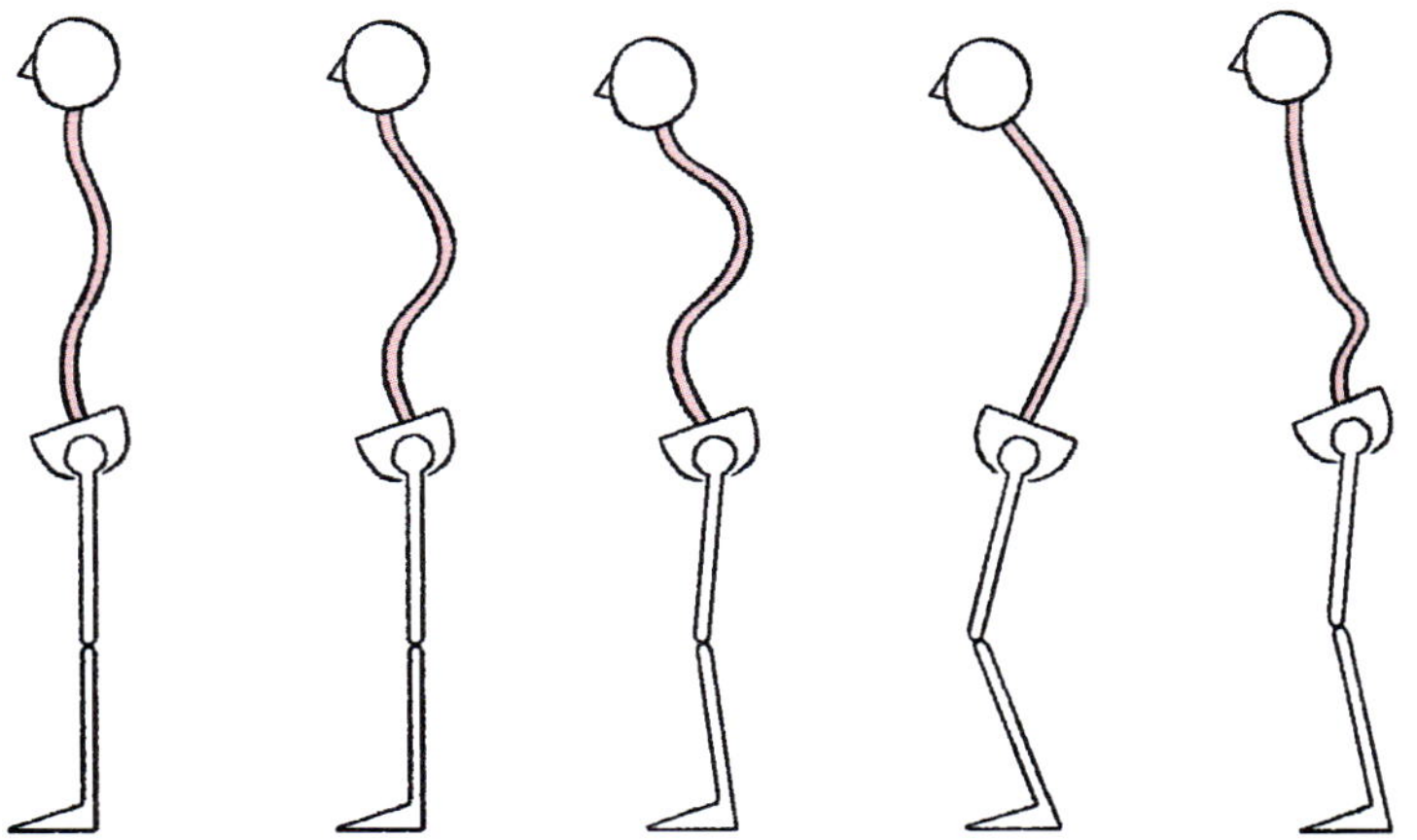

「要支援」の原因にも。予防が重要

同じ秋田大学整形外科の宮腰尚久先生らの報告では、この圧迫骨折が原因で慢性的に腰背部に痛みを訴える患者さんの痛みの強さは、骨折している椎体の数ばかりではなく、背筋力の減少や腰椎の可動性の問題もあり、多くのものが複雑に絡み合っているとされています。

日本における骨粗鬆症の研究は、世界的にも注目され、大変評価されています。

しいて言えば、1993年のWHOの骨粗鬆症の定義は、日本の東京慈恵医科大学附属病院整形外科の斎藤充先生らの研究成果によって改変され、2000年にはNIH（アメリカ国立衛生研究所）から骨粗鬆症の新しい定義が生まれてきています。

それだけ骨粗鬆症の治療も進んでいるわけですが、日本における骨粗鬆症の患者さんの数は、2008年には1300万人いるとされています（骨粗鬆症予防と治療のガイドライン2011年度版）。

そのうち、男性が300万人、女性が1000万人です。

なんと60歳以上の半分以上は骨粗鬆症であるとされていますが、**実際に治療を受け**

要介護度別にみた介護が必要となった主な原因（上位3位）

（単位：%）　平成28年

要介護度	第1位		第2位		第3位	
総数	認知症	18.0	脳血管疾患（脳卒中）	16.6	高齢による衰弱	13.3
要支援者	関節疾患	17.2	高齢による衰弱	16.2	骨折・転倒	15.2
要支援1	関節疾患	20.0	高齢による衰弱	18.4	脳血管疾患（脳卒中）	11.5
要支援2	骨折・転倒	18.4	関節疾患	14.7	脳血管疾患（脳卒中）	14.6
要介護者	認知症	24.8	脳血管疾患（脳卒中）	18.4	高齢による衰弱	12.1
要介護1	認知症	24.8	高齢による衰弱	13.6	脳血管疾患（脳卒中）	11.9
要介護2	認知症	22.8	脳血管疾患（脳卒中）	17.9	高齢による衰弱	13.3
要介護3	認知症	30.3	脳血管疾患（脳卒中）	19.8	高齢による衰弱	12.8
要介護4	認知症	25.4	脳血管疾患（脳卒中）	23.1	骨折・転倒	12.0
要介護5	脳血管疾患（脳卒中）	30.8	認知症	20.4	骨折・転倒	10.2

注：熊本県を除いたものである。

出典　厚生労働省「平成28年　国民生活基礎調査の概況」

ているのは女性5%、男性1%と言われています。

高齢になると、介護を受ける前に支援を受ける段階があります。

いわゆる介護保険の認定には、要支援と要介護がありますが、要支援1〜2、要介護1〜5となる原因はそれぞれ上図のとおりです。

要介護では認知症や脳卒中が主原因ですが、要支援では関節疾患や骨折・転倒が大きな原因となっています。

そうなのです。予防が必要なのです。年齢を重ねるにしたがい、どんどん必要になるのです。

まっすぐの背中には これだけのメリットが

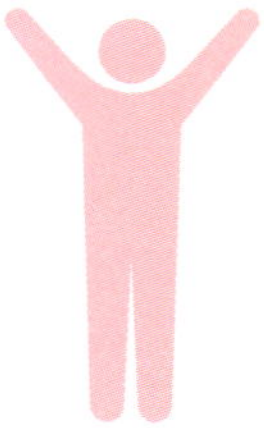

基礎代謝、最大酸素摂取量が上がる

背中はまっすぐな状態が正常であり、健康であることとイコールでもあります。まっすぐな背中なのは、肩の関節などの正常な関節可動域であることが多いですから、胸は広がりやすいということになります。ぐるぐる肩を回すことができます。要するに、肺活量が大きくなるということです。大きく吸って、大きく吐くことができるわけです。

単純なことのように感じるかもしれませんが、**大きく吸って吐けることで、肺循環を中心にした血液循環が良くなります。**簡単に、酸素を多くとり込めるのです。

基礎代謝も上がり、死亡率の指標でもある最大酸素摂取量も上がりやすくなります。

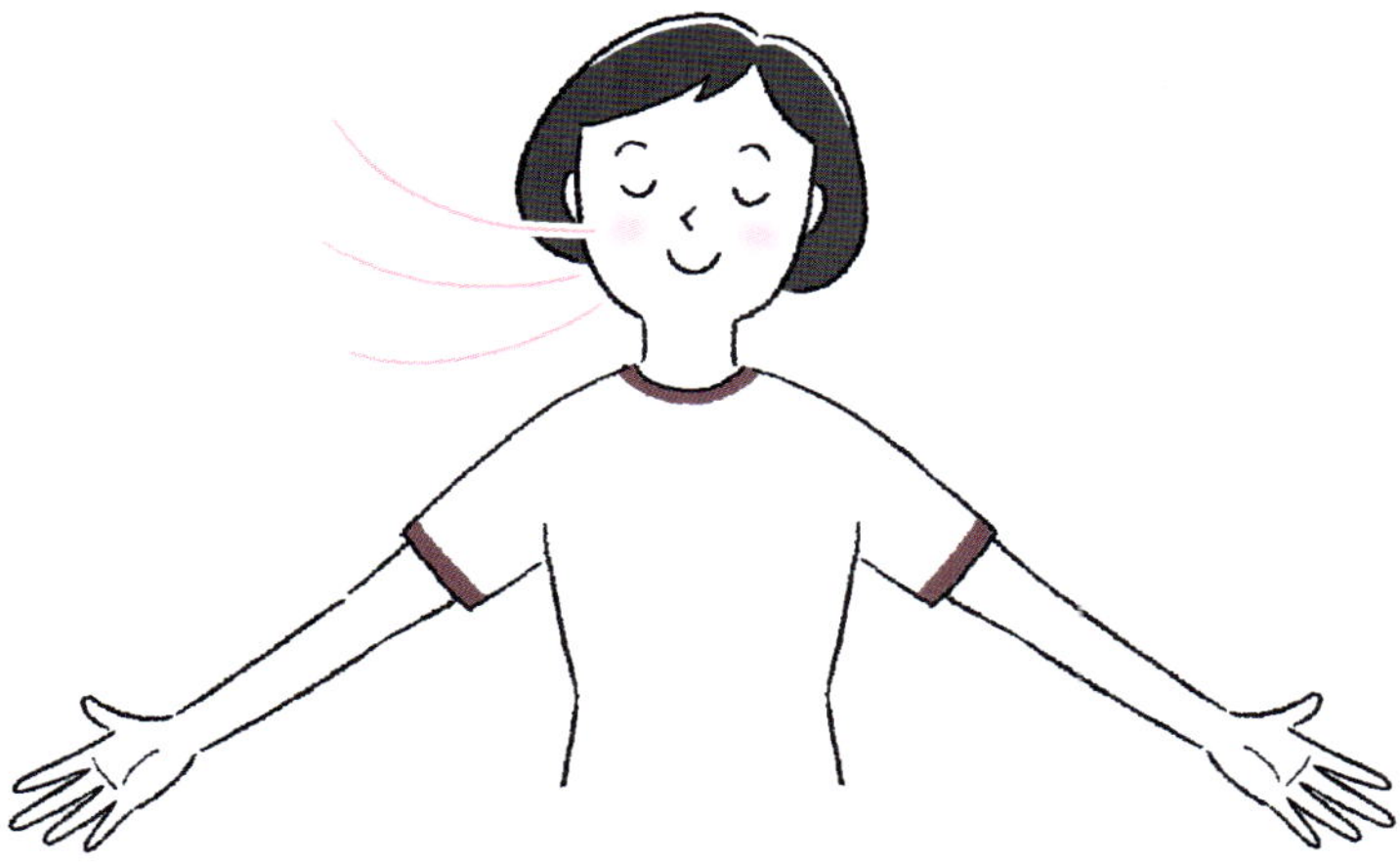
まっすぐな背中は肺活量が大きくなる

良い姿勢は長生きの秘訣と言ってもいいでしょう。

疲れにくくなる

立位、つまり立っている姿勢は背すじがピンと伸びて安定していれば、筋肉の活動はあまりいりません。

立っているだけで疲れるといったように、背すじが曲がればその分、筋肉で姿勢を保つために、始終がんばっていなければなりません。どうしても疲れやすくなり、すぐ座りたくなってしまいます。

たとえば、疲れるために普段寝ている時間が増えがちな高齢の方であれば、どうしても不活動になりやすくなります。

本来、背すじが伸びていれば疲れないはずの立位も、背すじが曲がってムダに筋活動を要求されると、どうしても長い時間の活動ができなくなるのです。

寝ている姿勢が増えるのは非常に良くないことで、どうしても心臓の機能が低下しやすくなります。背すじを伸ばすことは若さを保つために、とても重要なことです。

若々しさ、元気さの象徴

脊椎の椎体の連なりででき上がっている背骨が、生理的弯曲を保てていれば、効率よく体を回す、回旋という運動がきれいにできます。体をひねって横を向いたりできます。

しかし、曲がってくる、つまり生理的弯曲が保てないような姿勢になると、椎体と椎体の間隔や角度などが整わなくなり、「回す」ことが非常に難しくなります。

ぜひ一度やってみてください。変形していなくても、椅子に腰かけて背中を丸めた姿勢だと、体はうまく回せません。

お腹側はなんだか詰まった感じになり窮屈で、背中側は組織などが引っ張られてストレスを感じている状態になります。

健康上のメリットはもちろんのこと、まっすぐな背中は若々しさ、元気さの象徴です。ぜひ本書でご紹介する運動や、ちょっとした日常の習慣で、颯爽とした姿勢をめざしましょう。

第2章

姿勢をまっすぐにしづらいのは「背筋力」の衰え

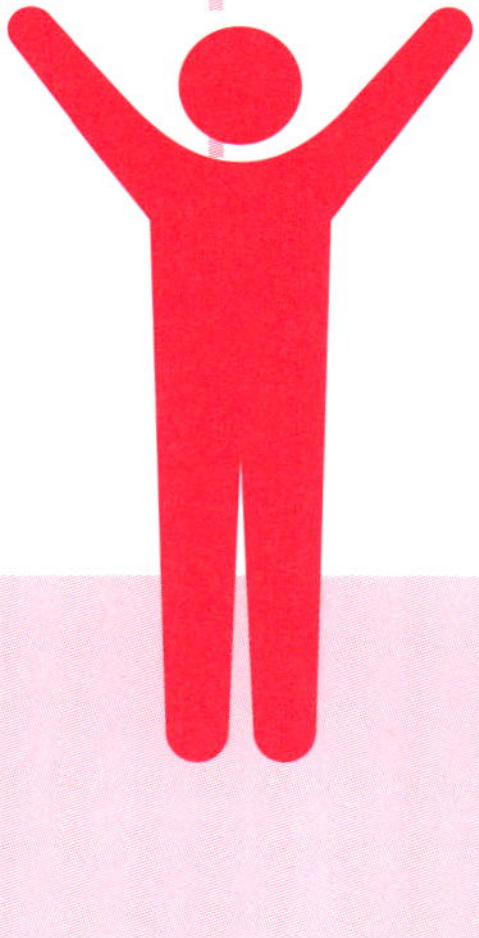

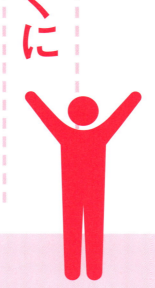

背中の筋肉に意識を向けたことはありますか？

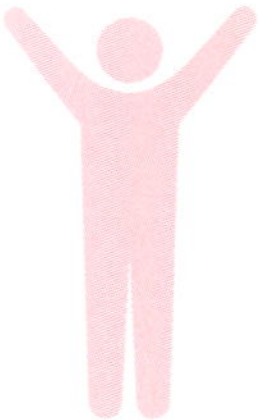

体を支え、動かすのは筋肉。骨ではない

さて、「背中をまっすぐにする」と言ったとき、背中の骨、背骨をまっすぐにするというイメージを抱きますが、それは正しくありません。背骨に「まっすぐ立てる」力はないのです。

骨は構造として重要ですが、骨自体はまったく動く能力がありません。骨だけで立っていることもできないのです。よく学校の理科室に人体の骨の標本がありますが、支えがないと立っていることができませんよね。実際の人の体でも同様です。

では、何が体を支え、動かすかというと、筋肉です。

骨と骨をつなげる関節に、筋肉が張りついています。その筋肉により、関節を支えたり、曲げたりする運動が起こるのです。正確には、脳が筋肉に指令を出した結果、筋肉が体を動かすことができます。

たとえば指を曲げたり伸ばしたりする動作でも、骨自体が動くわけではありません。筋肉が指を動かしているのです。顔でも、表情筋という筋肉が笑ったり怒ったりといった表情をつくります。目のまぶたや眼球、口、鼻を動かすのも筋肉です。

同様に、みなさんが背中を伸ばそうと思って伸ばすことができるのは、背中にある筋肉のおかげなのです。そして、背中にある筋肉を「背筋《はいきん》」と言います。

背筋はさまざまな筋肉の集まり

背筋と一口に言っても、ひとつの筋肉ではありません。さまざまな筋肉を総合したもので「背筋群」と言われます。首から腰辺りまでをイメージしてください。「群」というくらいなので、たくさんあります。

・大後頭直筋　・小後頭直筋　・上頭斜筋　・下頭斜筋　・頭板状筋　・頭棘筋

・頭半棘筋　・頭棘筋　・頸半棘筋　・頸板状筋　・頸棘間筋　・頸部横突間筋
・頸回旋筋　・多裂筋群　・肩甲骨筋　・胸半棘筋　・胸回旋筋　・腰回旋筋
・胸棘間筋　・腰棘間筋　・胸横突間筋　・腰横突間筋　・腰方形筋　・僧帽筋
・胸鎖乳突筋　・頸腸肋筋　・胸腸肋筋　・腰腸肋筋　・頭最長筋　・頸最長筋
・胸最長筋　・胸棘筋　・大腰筋　・外腹斜筋　・内腹斜筋　・広背筋

だいたい、こんなところです。

たとえば、膝を伸ばす筋は大腿四頭筋です。まとめて1つの筋として名前がついています。これ以外に膝を伸ばすには大腿筋膜張筋なども参加しますが、まぁせいぜいこんなものです。

これに対して、背筋群の数の多いこと多いこと。

「あるのが当たり前」だった筋肉も、年とともに衰える

年間1〜3％筋力が低下

最近、なんだか背中が丸くなってきた気がする。背中をまっすぐに保つのが疲れる。そのせいで、気づくと背中が丸くなってしまう。丸くなっているのがラク……。

もし、そういうことがあるとしたら、背筋が衰えている可能性が高いです。

「背中の筋肉が衰える」なんて、考えたことがないかもしれませんね。というより、背筋に意識を向けたことなど、そもそもないかもしれません。

それは、若いときは背筋力が十分あり、当たり前に背中をまっすぐにできたからです。しかし、加齢とともに体全体の筋肉が衰え、背中の筋肉も当然衰えてきます。

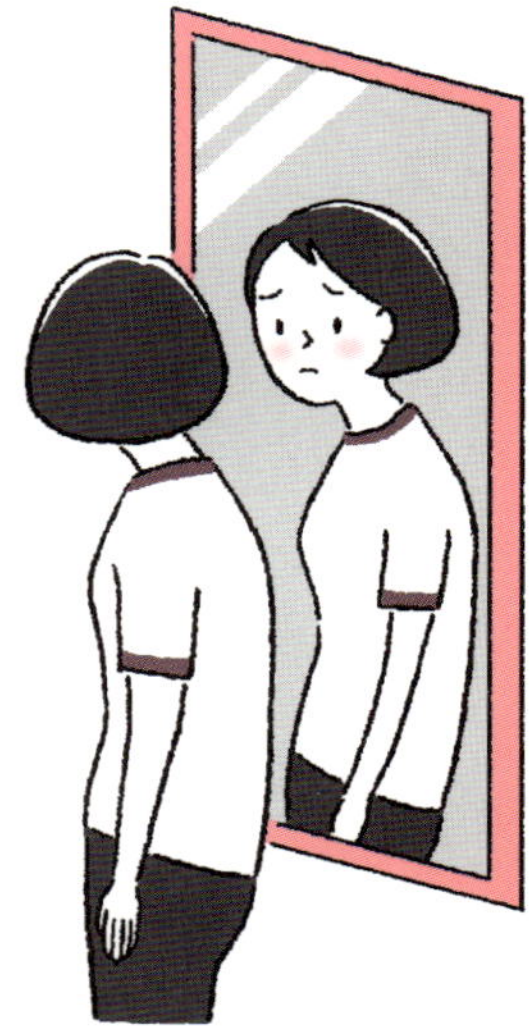

なんだか背中が丸くなった…？

一般的な理屈では、高齢者の筋力の低下を見た研究によると、年間1％から3％の筋力が低下するとされています。

上体起こし、つまり寝た姿勢から腹筋を使って起き上がる運動、背中をそらせる運動は、70代になると20代の6割程度に下がってしまうことがわかっています。

この低下こそが筋力の衰えであり、避けられないことです。

どこかの日、Xデーがきたら、突然立ち上がりができなくなったり、座ろうとして尻餅をついてしまったり、何でもない床で転んでしまったりします。

前の日まで何もなかったのが、突然訪れるわけです。これは「サルコペニア」と言い、年齢によって生じる筋の弱化と説明されています。要するに、年をとると差別なく筋力は低下するのです。

立つのも歩くのも、決して当たり前のことではない

筋肉はただでさえ衰えやすいのです。筋は動かさなければ、1日で3%程度弱くなると言われています。

単純にまったく動かさない、意識がないような病態だったとしましょう。2日目はその3%、3日目はまた3%といった具合です。**2週間を待たずして、元の筋力の7割を切ってしまいます。**

30%の筋力が短期間で低下しますので、体という大きなものを動かすことができなくなるのも容易に想像がつくでしょう。

とくに高齢者の場合、元々の筋肉量が低下しているため、30%も筋肉が低下したら大変なことになります。

だから病院では、手術をした後でも絶対安静はせず、ベッドで寝たままでも体を動かすよう、我々理学療法士がお手伝いをするのです。

体を起こして、立って、歩くという、意識せず当たり前にしている行動。しかし、それは筋肉が機能しているからであり、決して当たり前ではないのです。

背中をまっすぐに保つのも、決して当たり前のことではありません。背筋が一生懸命がんばっているのです。そのがんばりがだんだん効かなくなり、背中が丸くなってきた……ということなのですね。

背筋が衰えると背中が丸くなるメカニズム

人の頭はボーリングの玉と同じくらい重たい

では、なぜ背筋が衰えると背中が丸くなるか。そのメカニズムを見てみましょう。問題は「頭」なのです。背筋は頭を支えています。

頭はとても重たいこと、ご存知ですか?

もちろん、胴体が一番重たいですが、**もっとも高い位置に鎮座し、細い首のみで支えている頭は、一般的に体重の8%程度と言われています**。60kgぐらいの方であれば5kgぐらいでしょうか。

ボーリングの玉でイメージすると、わかりやすいと思います。ボーリングの玉を選ぶときに書いてある数字、あれはポンドという重さの単位です。男性は12ポンドから

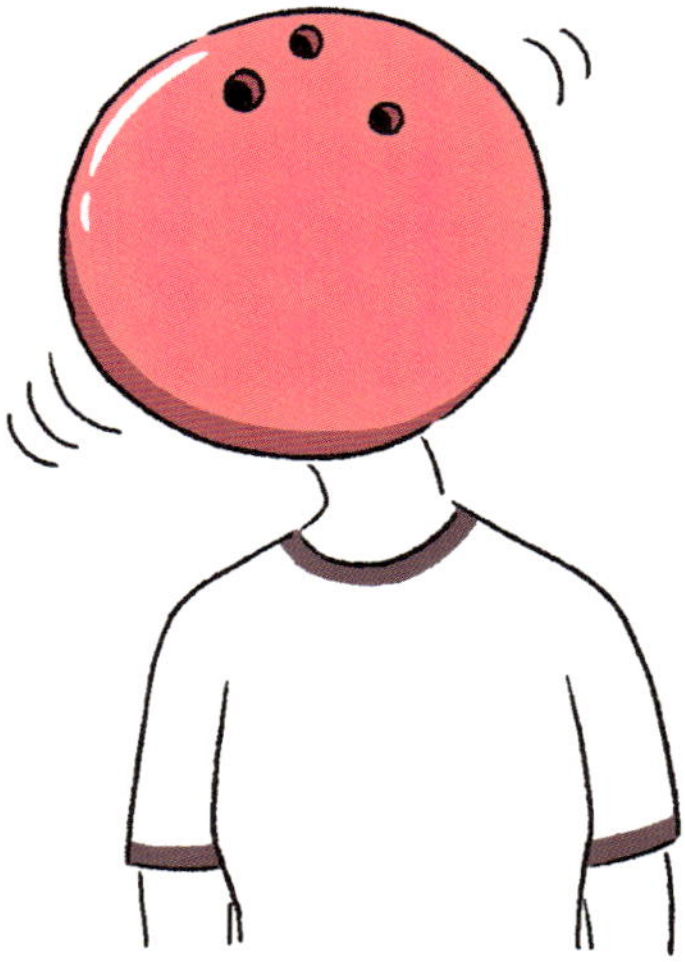

ボーリング玉が乗っているようなもの

13ポンド、女性は9ポンドから10ポンドくらいの玉を使いますね。

間をとって、11ポンドのボーリングの玉をイメージしてください。これがだいたい5kgくらいです。

この5kgの玉、お米5kgの袋が、首の上に乗っている計算です。

どうですか？　けっこうな重さですよね。その重さを支えるのが、背筋なのです。

しかし、とくに重いと感じたことはないですよね。逆に考えれば、5kgほどのボーリングの玉を細い首で支えても揺れないし倒れない、それほどの筋肉が背筋なのですね。

頭の重さのせいで赤ちゃんが倒れる？

赤ちゃんが立ち上がるときに、頭が重たいので倒れると言います。これは、体が重力の支配に対して対応できていないため、たしかに頭の重さでぐらつき、倒れてしまうのです。

赤ちゃんは頭をよく打ちますよね。成長にともない、脳がこの頭の重さを制御する能力を身につけていきます。言葉を話すようになる頃には、おそらく頭の重さで倒れたりはしなくなっています。

頭の重さは、成人では体重の８％程度ですが、乳幼児では30％と言われています。大人に備わった筋力や平衡機能もないうちに、30％もの重みを支えるわけですから、転んで当然でしょう。

子どもはくり返し立とうとします。安定して立てるようになるのは、1歳から1歳半、その後も動きに応じて転びながら次第に安定していきます。3歳になれば、三輪車が乗れるようになるほど安定します。

幼稚園や小学生ともなれば、走っても頭が重いとは思わなくなります。

重力と頭の重みに耐えるのが背筋

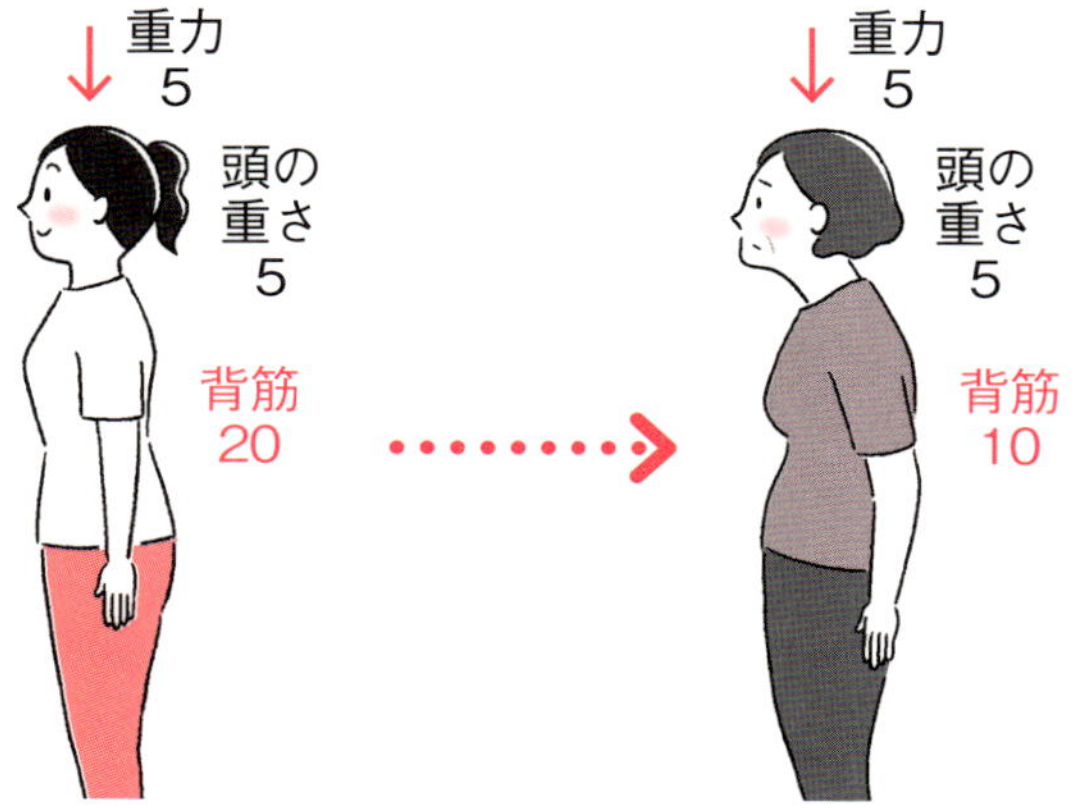

若いときは負荷より背筋が強く耐えられるが…

年とともに背筋力が落ち、負荷に耐えづらくなる

重力・頭の負荷と背筋の関係

人間の体は重力に支配されています。

まっすぐに地面に立つというのは、重力に逆らっていること。筋肉は重力に逆らうべく一生懸命働きます。当然、背筋も重力に逆らい、一生懸命背中をまっすぐに保ちながら、頭を支えています。

若いときは問題ないのです。上の図を見てください。

仮に、頭の重さが5として、重力が5。全部で10の負荷がかかっているとします。

若いときは、背筋が20くらいあり、負荷を引いても10の余裕があります。だから、背中も余裕でまっすぐにしていられるのです。

ところが、年をとり、背筋が衰えて10くらいになったとします。しかし、重力は不変ですし、頭の重さもあまり変わりません。脳は萎縮する（やせる）とは言いますが、筋肉の量ほどは減りません。かかる負荷はほぼ10のままです。

すると、背筋は頭を支え、重力に耐えるだけで精一杯になります。結果、背中をまっすぐにする余力がなくなってしまい、丸い背中になるわけです。

背筋の4つの作用

背筋の作用ですが、大まかにとらえると、

- **頭（首ではない）を後ろに持ち上げる作用**
- **首を後ろに反らせる作用**
- **背中（いわゆる脊椎）を後ろに伸ばす作用**
- **骨盤を肋骨に引きつける作用**

背筋の作用

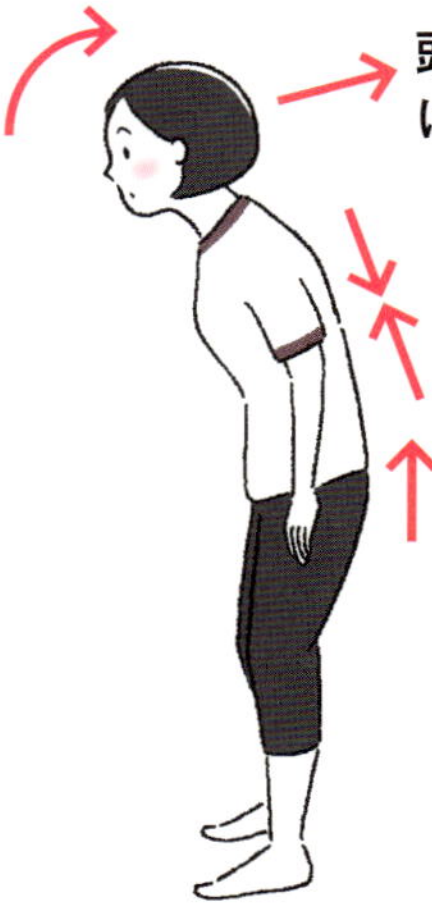
頭を後ろに持ち上げる
首を後ろに反らせる
背中を伸ばす
骨盤を肋骨に引きつける

の4つがあります。これだけの筋が体をまっすぐに保つために作用しています。

頭から腰あたりまでをイメージして、これがすべて背筋群となります。

背筋が衰えると、これらの作用に支障が生じます。

「背中を後ろに伸ばす作用」に支障が生じ、「背中をまっすぐにする」のが困難になるのです。

そして、「頭を後ろに持ち上げる作用」に支障が生じることで、頭が前に倒れてきます。

重みで頭が前に倒れると、自然と猫背に

昔よく、家のサイドボードに、湿度によって水を吸う飾り物が置いてありましたよね。「水飲み鳥」というおもちゃですが、ご存知でしょうか？

ガラス管でできた鳥の体には、エーテルという液体が入っています。このエーテルが室温に合わせて蒸発します。蒸発すると、頭のところに気化して移動したエーテルが液体に戻り、溜まります。

頭の重さが一定の重さになると、元々斜めになっている体が前に傾いて、コップにあるお水を飲む、という仕組みでした。昭和を生きた方々はご記憶あるかと思います。

私の家でもサイドボードの中にありました。みょうちきりんな鳥でしたが、今思い出せばしゃれた置き物です。

さて、この水飲み鳥はエーテルの蒸発を利用したおもちゃです。頭が重くなると、前に倒れることは

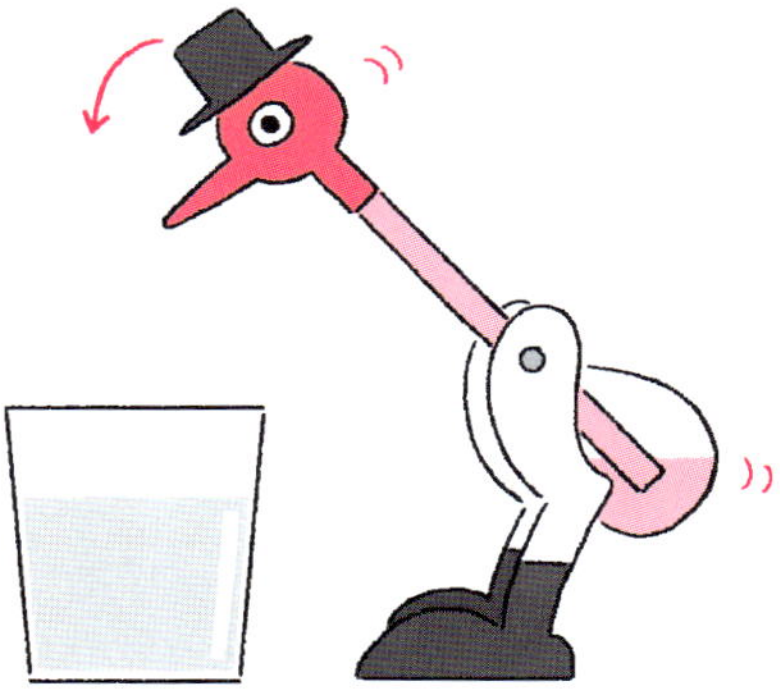

水飲み鳥

おわかりいただけたと思います。

そして、頭が前に倒れることで、前後のバランスをとるために、お尻を突き出して背中を曲げた姿勢をとることになります。

ためしに頭を前に倒してみてください。この状態で背中をまっすぐにするのって、難しいですよね。自然と前屈み、猫背になると思います。

背中をまっすぐに保つ機能、頭を持ち上げる機能が衰える。結果として、丸い背中となってしまうのです。

立っているときは姿勢を保てても、歩くと丸くなる理由

脚力の低下により、背筋も安定にかかり出される

立っているときはなんとか保てても、歩くときには背中が丸くなってしまうという方も、高齢者に多く見かけます。

頭の重さが変わらず、ボーリングの重さだとして、それを保つための背筋が低下すれば、支えているだけでもけっこうな運動になってしまいます。外国で頭の上に籠を載せて食材を運ぶ女性を思い浮かべますが、頭を支えるだけで一生懸命になり、手で支えたいほど安定性は下がります。

若いうちは余力があります。だいたい体重60kgの方なら、10kgや20kgのリュックを学校に担いでいったりできますよね。

足を使って移動するという動作には、総合的な筋力で考えます。背筋が頭を支え、背中を伸ばすためだけに使えているうちは、10kgでも15kgでもリュックのようにしょっても歩けるでしょう。

しかし、下肢の筋が衰えてきて、リズミカルに足を運んで安定して前に進むことができなくなれば、どうしても膝が崩れるのを回避したり、片足で立っているのを安定させたりするために、下肢の筋は安定を優先します。

必然的に、体の筋もこの安定にかり出されます。もちろん背筋も同様です。結果として、背中をまっすぐに保つほうに力が使えなくなると、背中は丸くなります。

転ばないための本能的な戦略

高い建物ほどぐらつきますよね、あれと同じです。**背中を丸めて頭を低い位置に持っていくのは、床面からの距離を縮めて重心（体の中心）を床に近づけることになります。**

こう考えると、「背中を丸める」というのは本能的な戦略なのです。どうにも安定、転ばないことを優先しますので、筋力、支える力が低下すると、背中を丸めることがどなたにも差別なく起こるのです。

それと、歩くときに前を向くことを当然のように意識しますが、たとえば雨が降ると足元を気にします。これが高齢になると、視力の低下や転倒への恐怖から、さらに極端になります。

次第に足元ばかり見るようになって、頭は自然と傾き、前に倒れることが安定を保つ条件になります。

痛みで背中が伸ばしにくいなどといった要素も加わると、さらに背中は曲がってしまいます。

背中をまっすぐに保つのは疲れる

1日ずっと頭を引き上げている必要がある

頭が前に垂れ下がる、落ちていく。これを止める力はかなり重要で、1日ずっと引っ張っている必要があります。若いうちは縁のなかった、「疲労」「腰痛」「肩こり」などを感じるようになってきます。

椅子の背もたれに寄りかかったり、できるだけ休みたくなったりします。

体中の筋肉の割合が低下しますが、頭の重さは変わらないので、どうしても重く感じるようになります。これをなんとかするために、どなたもがんばるのです。

無意識に力を入れるようになるのですが、1日同じ仕事をしていれば、どうしてもそのがんばった分だけ疲労は多くなりますよね。

当然です。

これが毎日積み重なるので、次第に筋が炎症を起こしたり、首の周りの筋も張ってきたり、関節にかかる圧も増えるため膝が痛くなったり、腰が痛くなったりするわけです。

全身の筋力が低下するのが大きな原因ですが、とくに頭をしっかり保つための筋、それも後ろにある筋がしっかり保てていれば、背中が伸びて、肩こりや腰痛なども引き起こされにくくなります。

背筋が落ちると肩こりや腰痛が起きる

「姿勢保持筋」と言われることがあります。これは、文字どおり姿勢を保つための筋で、一般的にこの「姿勢」は立っている姿勢を指します。姿勢を保つことは、「自動モード」で管理されているのをご存知でしょうか。

たしかに、いちいち「少し前に頭が下がってきたから、上げなさい」とか、「背中の筋が疲れてきたから、何かにつかまりなさい」など、意識しませんよね。自動モードは組み込まれているプログラムのようなものですから、脳の中にセットされている

1つひとつの情報がカギになります。

体は運動するために、前方の広い視界を確保します。頭の位置をまっすぐに保たないと、前は見えないので、どうしても頭を上げるようにしないといけません。不安定になると頭の位置を軸として、腕とか体をくねらせたりして調整し、保とうとします。年をとると、このような微調整に使う割合が高くなります。

背中をまっすぐに保つために、首周りの筋で頭の安定をはかると、次第に疲労が蓄積し、肩こりや腰痛などを引き起こします。

ここをマッサージすると気持ち良く、ストレス解消になりますが、筋力が低くなってきていることに目を向けなければ、根本的な解決にはならないでしょう。

背筋は筋肉の中でも、とくに衰えやすい部位

若いときの6割になってしまう？

一部の筋力は15歳くらいをピークに、20歳になる前からすでに低下し始めています。低下のペースはゆっくりですが、40年50年経った60歳や70歳の頃には、20歳の頃と比べ、かなり筋力が落ちてきます（それまでの運動量などにより、個人差がありま す）。

ただ、筋肉によって低下の度合いには差があります。たとえば握力などは、3分の1程度しか下がりません。それは、手は日常生活でよく使うから。また、そもそも手には箸を使ったりコップを持ったりと、筋力よりも巧緻性といって、巧みに筋を操って細かい動きを出すことが求められます。

加齢による背筋の衰え

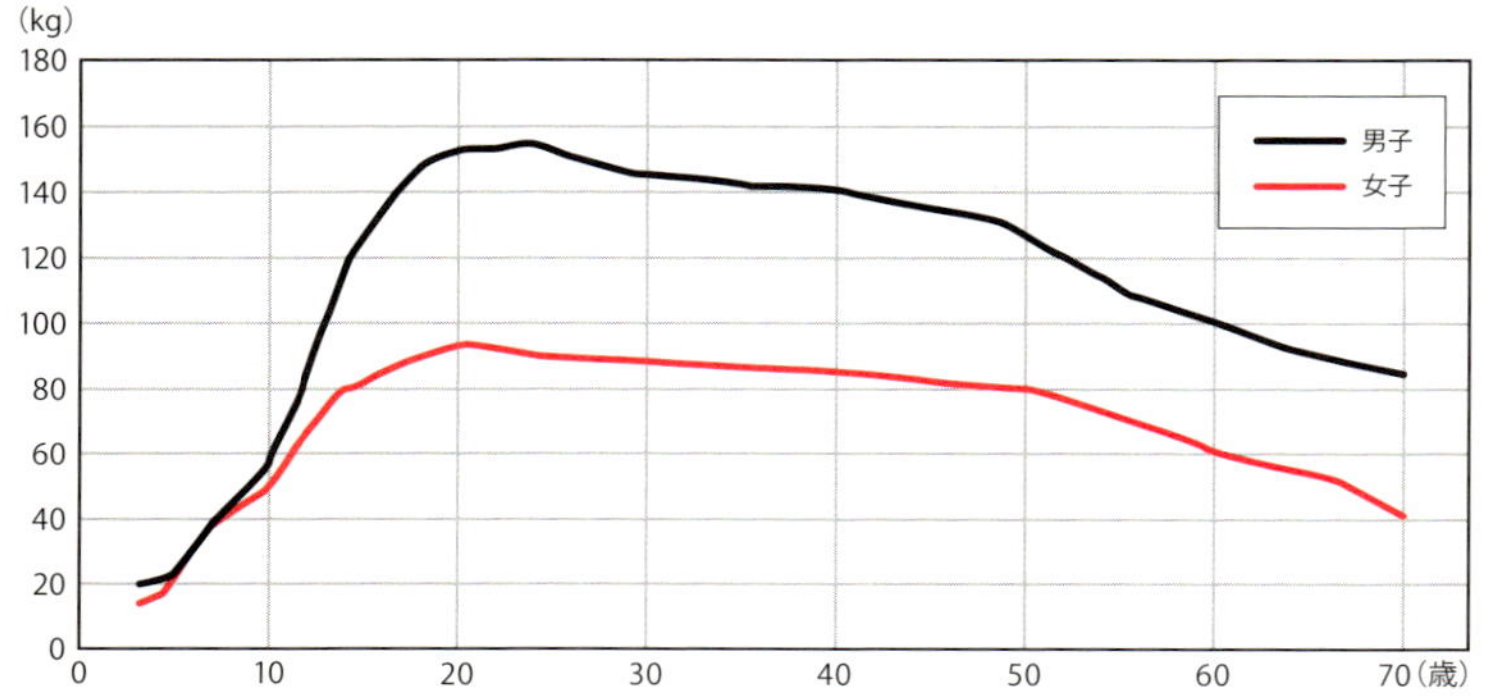

出典:『新・日本人の体力標準値II』(首都大学東京体力標準値研究会編著、不昧堂出版刊行)

一方、背筋は70代で20代の6割になってしまいます(上図参照)。というのも、**背筋は背中にあり、どうしても運動することが少なくなる**からです。

たとえば、足を持ち上げる運動をリズミカルに行う方がいますが、後ろにそらす運動をする方は少ないですよね。

また、仰向けで寝る方、横向きで寝る方は多くいますが、うつぶせで寝る方は少なくなりますよね。

「後ろ」を鍛える機会は少ない

後ろ向きに歩くのは非常に難しいことです。子どものうちは元気よく後ろ向きに歩いたりできましたね。

今では後ろに歩くと怖かったり、見えないことで不安定になったりします。

人は前進を基本としているため、後ろの筋はそれを保つ力の役割を担っています。どうしても背筋を鍛える機会は減ります。

たとえば、入院してベッドに寝ているところから座れるようになり、車椅子で移動したりしますが、使うのはどうしても体の前面にある筋になります。

加えて、背筋と同様に体をまっすぐに支える役目である腹筋は、70代で5割から6割落ちてしまいます。パワーの落ちた背筋と腹筋で、頭を支えるだけでもけっこうな運動になってしまうわけです。

ちょっとした筋トレと「日常の意識」で背中は伸びます!

体は姿勢を記憶する

体は姿勢を記憶します。

背中を丸めていると、それで体が固定されてしまいます。体のゆがみというのも、ゆがんだ姿勢で座ったりを長期間続けることで、体がその姿勢を「覚えてしまった」結果と言えます。

たとえば力もしっかりあって、背筋も伸ばせるような若者でも、だらしなく丸い背中を長く続けていると、次第に脊椎を固定している靭帯の張りが低下し、円背でいることが基本姿勢というように変わってしまいます。

若いうちに直せば、筋活動によりまっすぐに保つことはできますが、ゆるんだ靭帯などはなかなか張りを戻せなくなるため、次第に円背が強くなるといったことにつながります。

疲れるからと、背中を丸くして座っていると、ますます姿勢が悪くなってしまいます。

ピンポイントで背筋に効く運動を

ではどうしたらいいいか。それには運動、ちょっとした筋トレをすることです。

筋力は年をとっても上がることは証明されています。少しの運動でも継続することで、確実に上がります。

「筋力がある」とはどういうことかというと、筋肉を増やすという意味ではありません。筋肉の数は決まっていて、増えたり減ったりすることはないのです。

そうではなく、1本1本の筋繊維を「太らせる」ことです。筋力がある人は、つまり筋繊維が「太い」のです。逆に筋力がない人は、筋繊維が「やせ細っている」ということになります。

では、どうしたら筋肉を太らせることができるか。

ひとつしか方法はありません。それは、筋肉を「収縮させる」こと。筋肉に負荷をかけることです。

背筋が衰えるのは、言い換えれば普段あまり収縮させていないから。前項でも述べたように、**人間の体は前に向かって動くようにできているため、前側の筋肉はよく発達しますが、後ろ側の筋肉はあまり活発には使われません**。

そこで、背筋力をアップするには、背筋をピンポイントに鍛えられる運動、筋トレをするのが効率的です。

私の現場での経験では、筋トレを続けたら2ヵ月もすれば確実に効果が出てきます。これまで鍛えていなかった分、効果が出るのも早いのです。

1日10回動かせば、365日で3650回の収縮をしたことになります。1日30回を朝昼晩行えば90回、3万回以上になります。何もしてない方の0回と比べれば一目瞭然、もちろん筋活動はくり返すことで、より効果があります。

そして、今後の衰えも圧倒的に防いでくれます。

1日の中で背中をまっすぐにする時間を増やす

また、後でも詳しく解説しますが、実は「意識して姿勢をまっすぐにする」ことこそ、最大の筋トレなのです。

背中をまっすぐにすることが、重力に逆らう＝負荷のかかることなのですから、それだけで筋肉を使っていることになります。

背中を丸くしている時間が長ければ、背筋は使われず、ますます衰えます。そうなると、さらに背中をまっすぐにするのがつらくなり……と、悪循環に陥ります。

反対に、背中をまっすぐにする時間を長くすることで、背筋は鍛えられ、まっすぐにすることがつらくなくなります。

とはいえ、1日中背中をまっすぐに保つというのも、大変なこと。まずは次章でお見せする筋トレで背筋を少しずつ鍛え、同時に日常の姿勢も気をつけるようにしてみてください。

第3章

超簡単で効果抜群！2カ月で背中が伸びるズボラ筋トレ

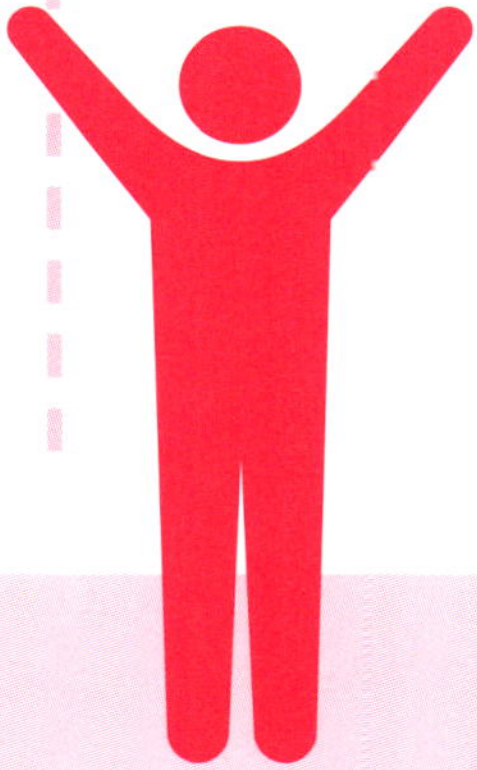

背筋の筋トレは寝たまま・座ったままできるものが多い

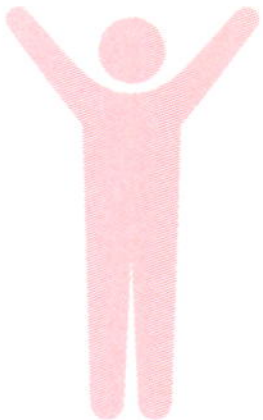

リハの現場で培った、入院中でも可能な方法

ここからは背筋《はいきん》を鍛える筋トレをご紹介していきます。

背筋のトレーニングと言うと、すごい運動ではと思ってしまうかもしれないですが、そんなことはありません。

寝たまま、座ったままできる、ちょっとした運動。名づけて「ズボラ筋トレ」です。けれども、筋トレ効果はバッチリあります。

私は理学療法士として日頃、病気や怪我などで入院中の患者さんの治療を行っています。多くの方が手術後であり、すぐに起き上がることができません。けれども、先にも述べたように、安静にしたままでは筋力はどんどん落ちていってしまいます。

寝転がった状態や座った状態でも、筋力を衰えさせないよう、**「少しの動きで大きな効果のある」運動**は何か、試行錯誤してきました。本章でご紹介するのは、リハビリテーションの現場で実際に行い、成果の出ているものばかりです。

「頭の重さ」を負荷として利用する

手軽に効果的に筋力トレーニングを行う方法は、「重力に逆らう」動きをすることです。重力を筋トレに利用するのです。

たとえば肘を曲げる場合、座った姿勢で手のひらを上に向けて肘を曲げる動きをすれば、重力に逆らった動きになります。ダンベルなどを持てば、よりいっそう筋トレになるのはたしかですが、**何も持たず重力に逆らう動きをするだけでも、十分な負荷となる**のです。

では、背筋を鍛えるために、重力に逆らう動きはどのようなものになるでしょうか。

ポイントは、「頭の重さ」を利用することです。

これまで述べてきたとおり、頭はとても重く、大きな負荷です。これほどの筋トレの道具はありません。

「上体をそらし、頭を引き上げる」だけで、重力に逆らい、背筋力が鍛えられます。

同時にストレッチで関節可動域を広げる

本章では筋トレだけでなく、ストレッチもご紹介していきます。

ストレッチは筋肉を伸ばすことです。筋トレは筋肉を鍛えますが、ストレッチは筋肉を鍛えません。けれども、筋肉の柔軟性は非常に重要です。**筋肉はあえて伸ばすことをしないと伸びませんから、筋トレだけでは柔軟性は手に入りません。**

また、運動の前にストレッチをすることで、筋トレの効果がより上がるという側面もあります。

ストレッチにより、関節の可動域が広がり、さらに体をラクに動かしやすくなります。

背筋に効く！　ズボラ筋トレ①

うつぶせで肘をつき、上半身を起こす

ラクにできて効果が高い「子犬のポーズ」

まずひとつ目の筋トレです。

うつぶせに寝てみましょう。そして、69ページのように、手と肘（これを前腕と言います）をついた状態で、上体を起こします。

子犬のポーズ、パピーポジションと呼ばれる姿勢です。1分ほどキープしたら、またうつ伏せ状態に。また手と肘をついて上体を起こし……とくり返します。

床と水平なところから上に向けて、上体を持ち上げるのは、もっとも重力に逆らい、負荷がかかる動作です。そのなかでも、手の力、肘の力を使って上体を起こす、この運動はラクにできるものです。まずはやさしいところから入っていきましょう。

主に、背中の上部の筋肉を鍛えます。

手や肘で床を押すのを少しセーブして、背中を意識して上体を起こせば、より背筋強化になります。

さらに、左ページの下のように、首をそらす運動をプラスすると、首の筋を強化できます。

ゆっくり3秒程度の時間をかけて天井を見て、下ろします。

この筋トレがラクにできるようになったら、次の上体そらしへ進みましょう。

うつぶせで肘をつき、上半身を起こす

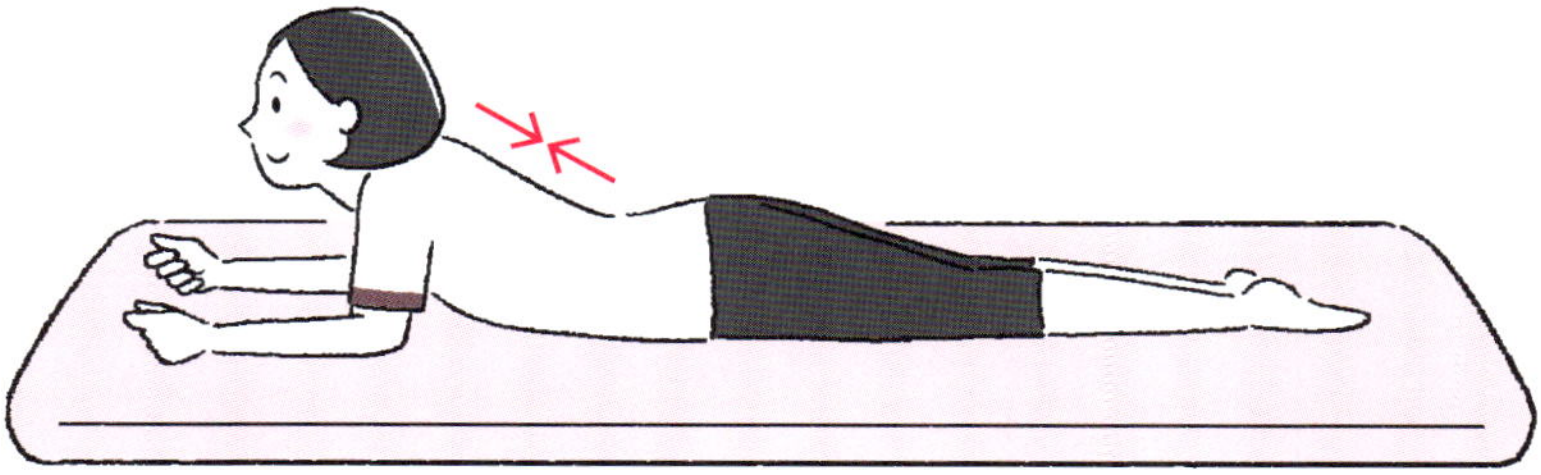

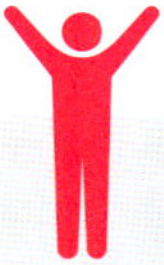

うつぶせ状態から、肘をついて上半身を起こす。1分ほど姿勢をキープ。またうつぶせに。10回くり返す。

プラスすると効果的!

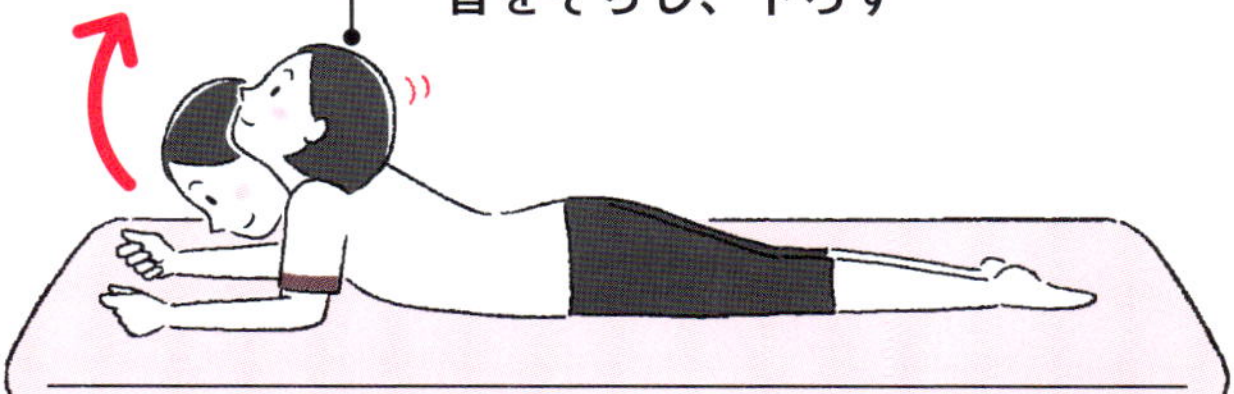

背筋に効く！ ズボラ筋トレ②

うつぶせで寝て、頭を持ち上げる

体力テストで行う「伏臥上体そらし」

子どもの頃に体力テストで行った経験があると思いますが、いわゆる「伏臥《ふくが》上体そらし」です。72ページです。

前項の筋トレが、背筋の上部と首の筋肉を鍛えるものだったのに比べ、伏臥上体そらしは首から背中全体、さらにはお尻の筋、下肢の後ろ側にある筋まで、体の後ろ側についているあらゆる筋肉を使います。

手の力に頼らず、顎を布団から少しだけ浮かせる程度でいいので、頭全体を持ち上げてみましょう。これは非常に強い筋収縮を伴います。

もし浮かないのであれば、それでもけっこうです。**浮かそうとしただけでも筋は使**

っています。必ず浮きますので、焦らず日にちをかけて、くり返してください。

持ち上げている時間は1秒でもいいです。安定して上がれば3秒を目安に、10～20回行いましょう。

こちらがきついようであれば、初めは手を使ってもOKです。重力に逆らう力を補ってくれます。73ページの上の簡単バージョンです。

逆にラクにできるという場合には、73ページ下の方法にチャレンジしてみてください。

頭だけでなく、足も床から離します。バランスをとるため、手は横に。床にはつきません。背中全体の運動になります。

これも最初は1秒、2秒の一瞬で十分です。足も頭も、ほんの少しでも床から浮けば大丈夫です。

うつぶせで寝て、頭を持ち上げる

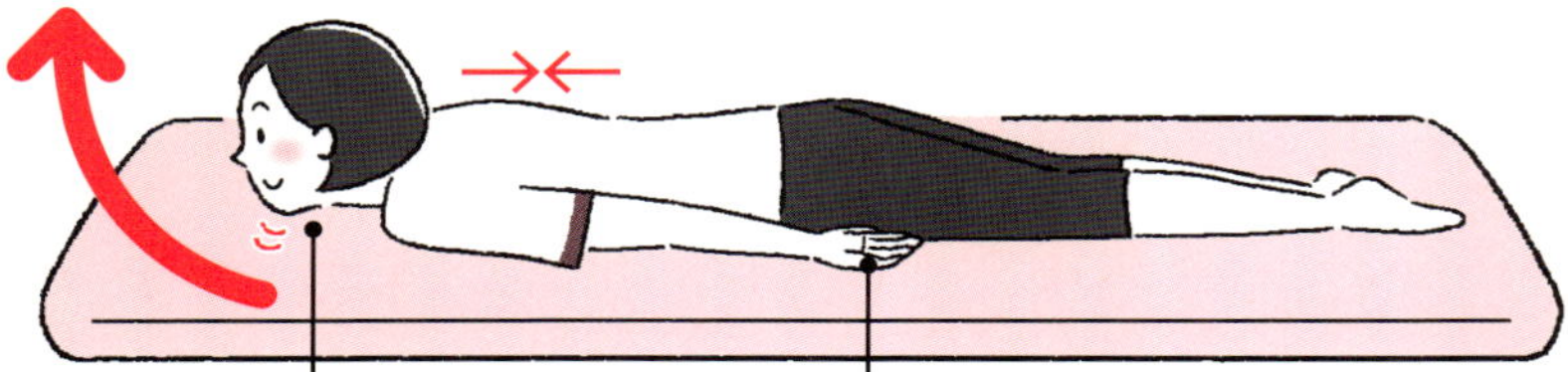

少しでも顎が床から浮けばOK

手に力は加えないようにする

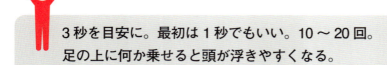

3秒を目安に。最初は1秒でもいい。10～20回。
足の上に何か乗せると頭が浮きやすくなる。

郵 便 は が き

（切手をお貼り下さい）

１７０-００１３

（受取人）

東京都豊島区東池袋3-9-7
東池袋織本ビル４Ｆ
㈱すばる舎 行

この度は、本書をお買い上げいただきまして誠にありがとうございました。お手数ですが、今後の出版の参考のために各項目にご記入のうえ、弊社までご返送ください。

お名前《ふりがな》	男・女	才
ご住所　〒		
ご職業	E-mail	
今後、新刊に関する情報、新企画へのアンケート、セミナー等のご案内を郵送またはＥメールでお送りさせていただいてもよろしいでしょうか？ □**はい**　□**いいえ**		

ご返送いただいた方の中から抽選で毎月３名様に
3,000円分の図書カードをプレゼントさせていただきます。

当選の発表はプレゼントの発送をもって代えさせていただきます。
※ご記入いただいた個人情報はプレゼントの発送以外に利用することはありません。
※本書へのご意見・ご感想に関しては、匿名にて広告等の文面に掲載させていただくことがございます。

◎タイトル：

◎書店名（ネット書店名）：

◎本書へのご意見・ご感想をお聞かせください。

ご協力ありがとうございました。

簡単バージョン

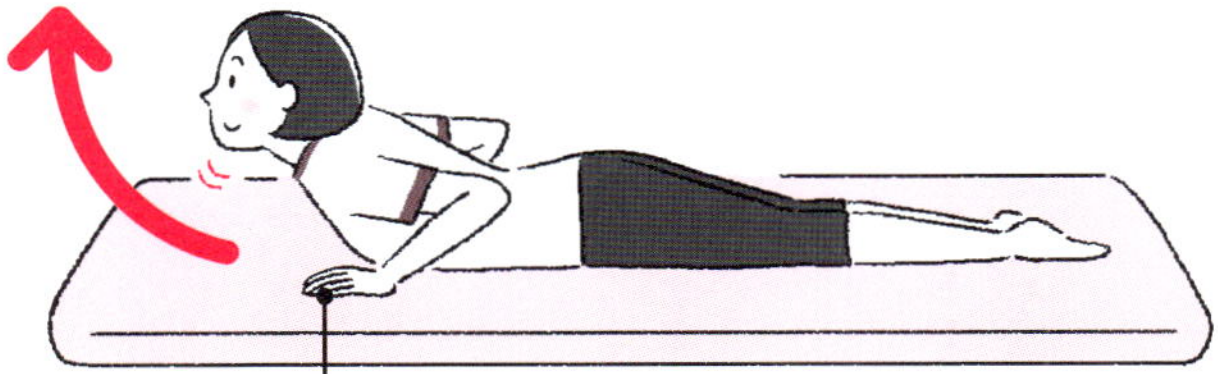

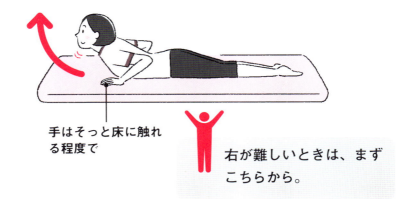

手はそっと床に触れる程度で

右が難しいときは、まずこちらから。

チャレンジ!

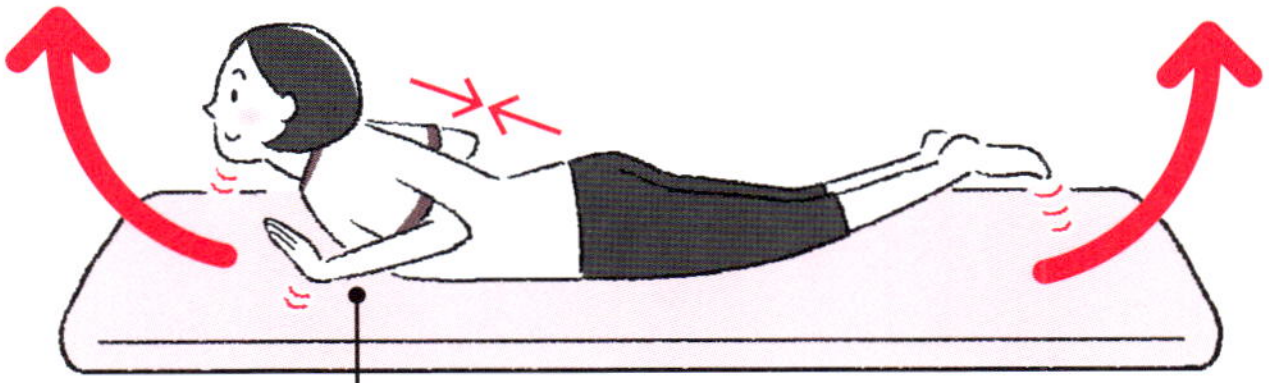

手は横でバランスをとる。浮かせて

頭と同時に足も浮かせる。より負荷がかかり、効果がある。足は少し浮くだけでOK。

背筋に効く！ ズボラ筋トレ③

仰向けで膝を曲げ、お尻を上げる

寝たままできる、代表的な寝たきり予防「ブリッジ」

今度は仰向けに寝転がります。

いわゆる「ブリッジ」運動です。足をつく位置をお尻に近づけ、膝を大きめに曲げればラクに持ち上がりますが、足をお尻から離して膝を小さめに曲げれば、より足の力を使い、かなりの負荷になります。

まずは膝がラクな角度になるように立て、少しでもお尻が浮くようにやってみてください。

もし浮いたら、高く上げてみましょう。上半身と太ももがまっすぐになれば、最高です。

仰向けで膝を曲げ、お尻を上げる

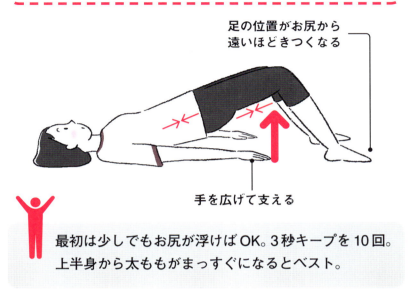

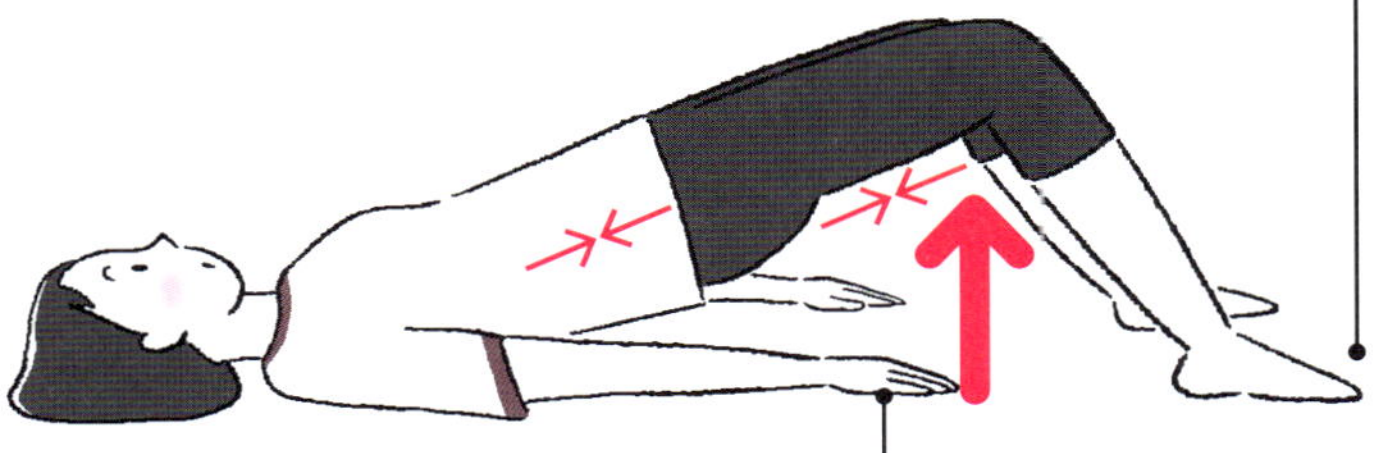
足の位置がお尻から
遠いほどきつくなる
手を広げて支える

最初は少しでもお尻が浮けばOK。3秒キープを10回。
上半身から太ももがまっすぐになるとベスト。

簡単バージョン

後頭部で枕を押す。
10回。

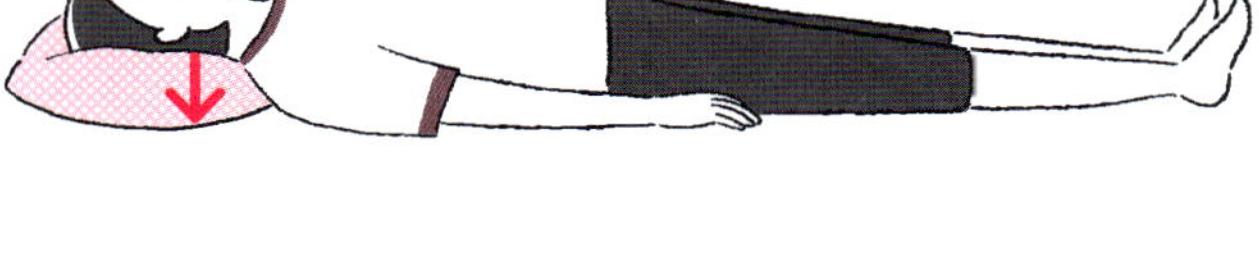

さらに、**お腹を突き出すように上げると、そり返った姿勢で背筋を使うことになり、とても効果的**です。

お尻を持ち上げたら3秒ほどキープしてください。10回くらいを目安に。

なかなかお尻が持ち上がらない、という場合でも大丈夫です。持ち上げようとするだけで、殿部の筋を十分使います。トライしてみてください。

私は、殿部を持ち上げられる方は「立ち上がりができる」といった相関データを、以前報告しています。

入院中にまだ起き上がってはいけないと言われているような時期に、この運動をすれば、立ち上がる能力を維持したり高めたりすることができます。立ち上がりでは背筋を使うためであり、寝たままでもできる、代表的な寝たきり予防です。

膝を立てることが難しい場合、頭とかかとを軸にして、お尻を浮かせるようにそり返るだけでも、背筋を使います。枕を後頭部で押つけるようにしてみましょう。

背筋に効く！ ズボラ筋トレ④

座った状態で上半身を起こす

テーブルにベタッと寝て、手を使わず起こす

次は座って行う筋トレです。

筋力を強化する大きなポイントは、重力に逆らう方向に動かすことでした。座っている姿勢で重力に逆らって背筋を鍛えるには、目の前にテーブルのある環境がいいでしょう。そうですね、テーブルの高さはおへその高さくらいが良いと思います。

まずは、このテーブルに手、肘、二の腕すらついて、ベターッと寝てください。もしくは、テーブルの端に手をついてみましょう。この姿勢からスタートします。

パピーポジションのときと同じく、少し手で押す感じで、上体を起こします。手を使わずに起こせたら、さらに背筋、とくに腰部を中心に強化することができます。

背中は伸ばし、上体を起こしながら顔は天井を見るようにしましょう。背中を丸めた状態だと、ラクですがあまり効果がありません。

腰痛があり、気になる方は手をついたままで回数を増やすなどして、レベルを上げましょう。腰痛が悪化することは避けたいので、十分注意してくださいね。

手の力でサポートする方法と、もうひとつ、お腹にクッションなどをはさんで行う方法もあります。クッションにより、手のサポートを減らしやすくなります。

疲れたら背もたれに寄りかかり、休憩しましょう。

テレビを見ながらでも行えるのが、この方法の良いところです。CMになったら10回など、決めてみてください。

座った状態で上半身を起こす

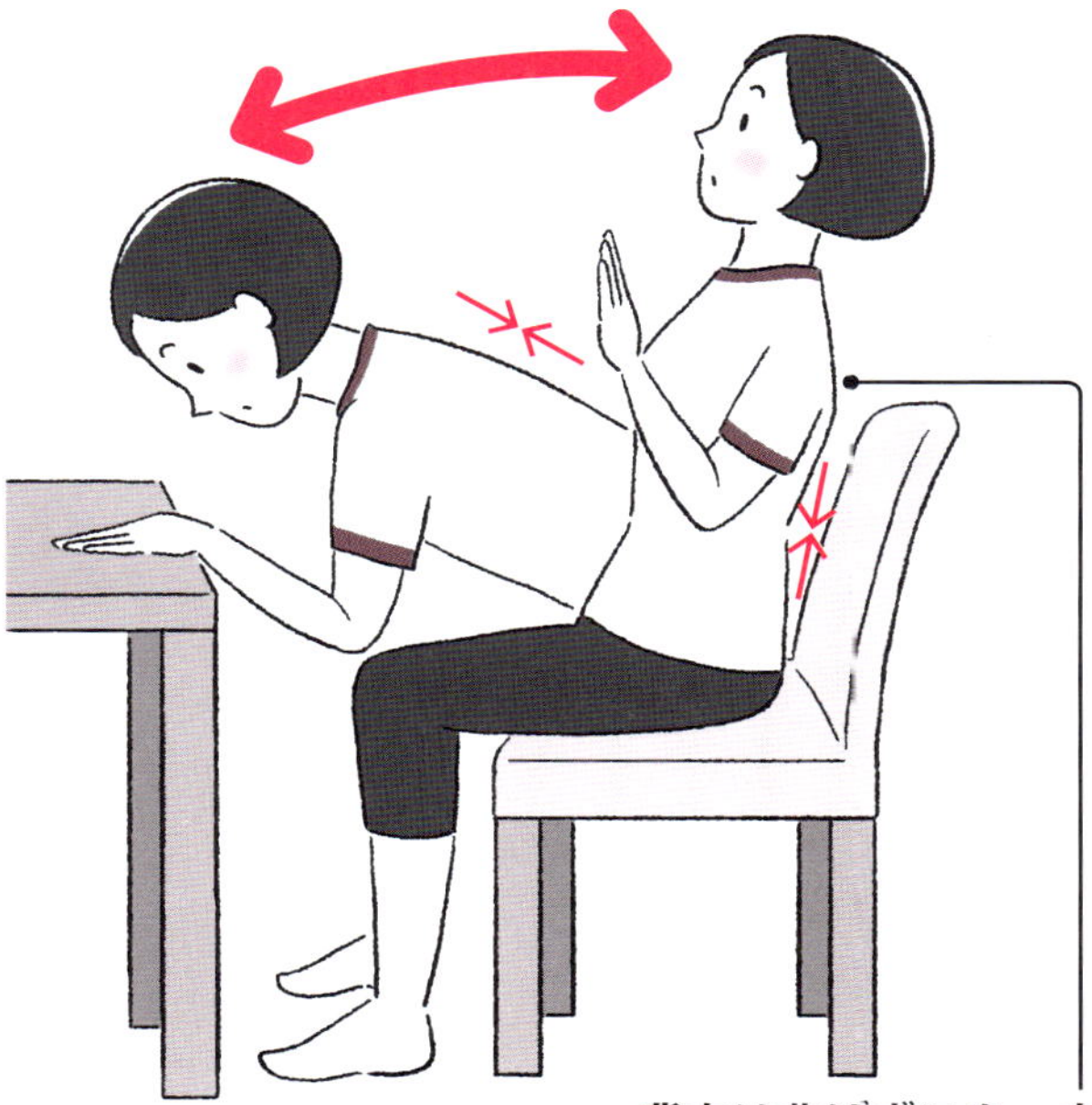

下半身は固定し、背筋の力で上半身を起こしていく。ゆっくりするのが効果的。10回ほどくり返す。

プラスするとさらに効果的！簡単筋トレ&ストレッチ

寝返りゴロゴロ運動

ここからは、プラスアルファでしていただきたい筋トレやストレッチをご紹介します。

たとえば朝起きるときや夜寝るとき、寝転がった状態で寝返りをしてみましょう。左右に寝返りをくり返し行います。右に寝返り、そして反対側の左へ。ゴロゴロ、ゴロゴロ。

このとき、できるだけ真横を向けるようにします。目線が横、おへそも真横を向けるように。首から肩周りの筋、背筋から腹斜筋（脇腹の筋肉）まで使います。

寝返りは基本的な運動です。寝返るとき、足を使って体をひねります。体をひねる

寝返りゴロゴロ運動

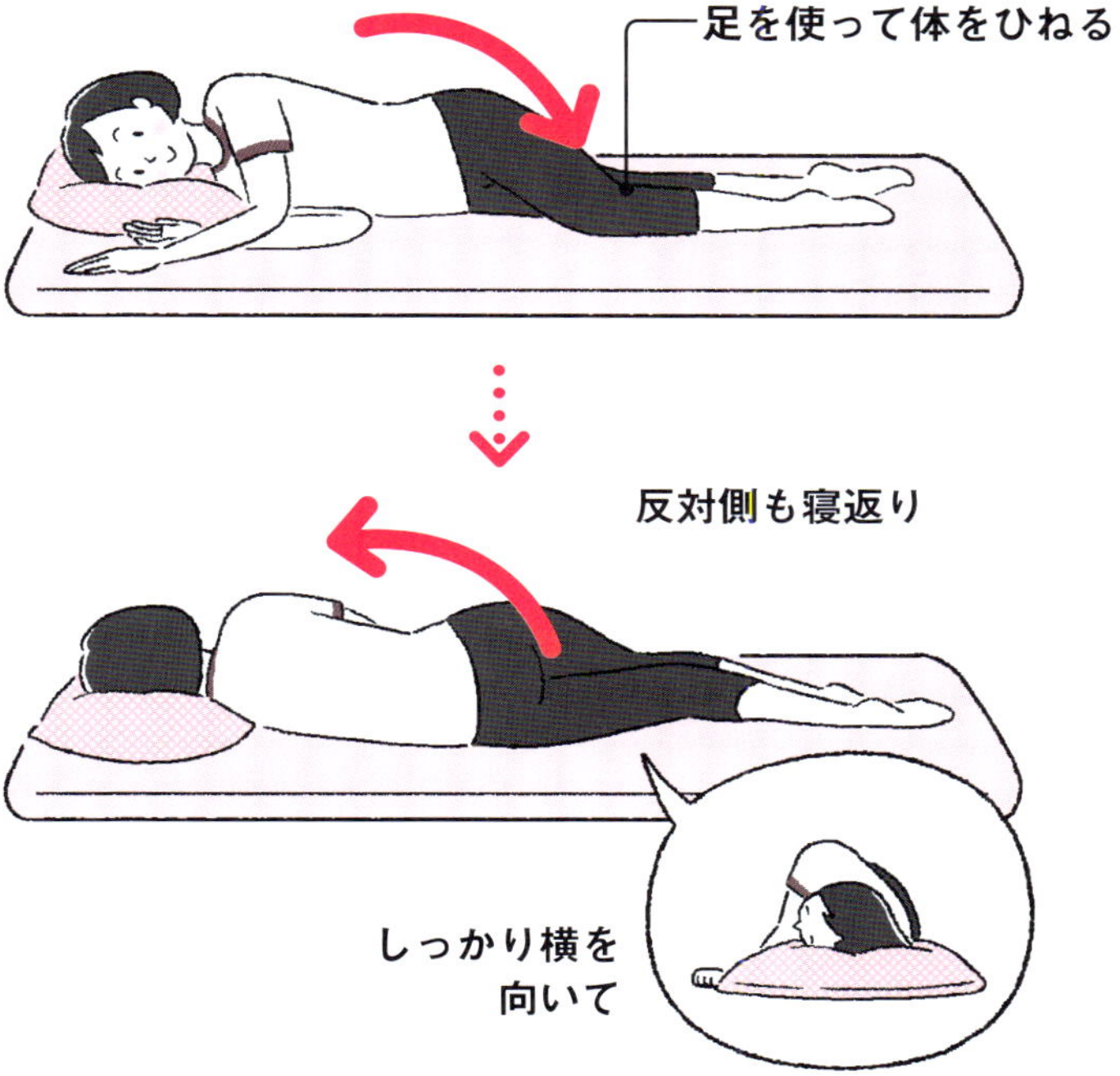

右に寝返り、左に寝返りをくり返しゴロゴロ。
首から背筋、腹斜筋まで、まんべんなく使う運動。

動作は、ラジオ体操でも多く取り入れられています。生活のあらゆる動作の一要因なのです。ところが、加齢に伴い、ひねる動作がだんだんできなくなってきます。

夜寝ているときも寝返りが減り、腰痛が発生しやすくなると言われています。

そこで、あえて寝返り運動をしましょうということです。実は**体の回旋は、座った状態でするより、寝た状態でするほうが筋に負荷がかかる**のです。

布団や畳の上で。ベッドも、セミダブルやダブルの広いものなら落っこちないでしょう。

うつぶせ寝でこれだけできる運動

寝返りから勢いをつけて、うつぶせになって寝てみましょう。うつぶせは呼吸の効率を良くしたり、背筋を伸ばしたりと、良いことが多い姿勢です。

いつのまにか、うつぶせで寝ることが少なくなるものです。理由は膝の痛みや変形などと言われています。背筋が丸くなりかけてくると、うつぶせで寝たとき少し窮屈に感じたりします。でも、布団の上だと、比較的ラクにうつぶせ寝ができますよ。

もしきついなと感じたら、お腹の下に布団を入れるなどしてクッションがわりにしてみてください。膝を伸ばしたら痛い場合は、足首辺りに丸めたタオルをあてるといいでしょう。

うつぶせで寝る姿勢は、立った姿勢よりも背筋が伸びます。普段は取らないような背筋が伸びた姿勢になるため、痛みがあることもありますので無理せず。ただ、意外と気持ち良いことが多いと思います。

3分から5分くらい、しっかりうつぶせで寝てみます。その中で、以下の運動を加えてみましょう。

・首を左右に曲げる

下を向いて寝たり、腕枕をして寝ても、首の位置に苦しむと思います。首を左右にひねって、首から肩周りの筋のストレッチもしておきましょう。

・足をクロスさせる

上半身はそのままで、腰から下をひねります。足をクロスするようにしましょう。

うつぶせで寝て、背中を伸ばす

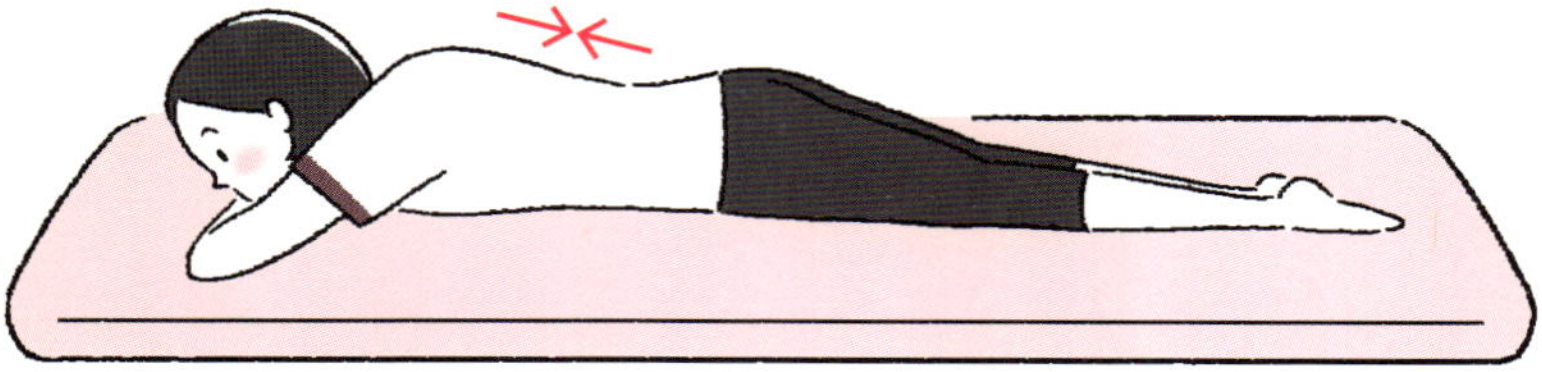

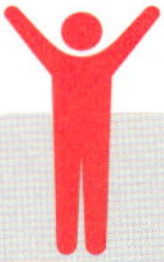

うつぶせは普段なかなかしない体勢。よく背中が伸びる。3～5分ほど。痛みのある場合は無理をせず。

首を左右に曲げる

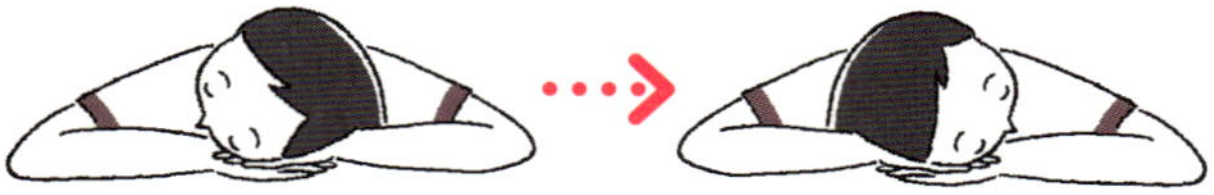

左右に1～2回。首回りのストレッチに。

うつぶせ寝でいろいろ運動

足をクロスさせる

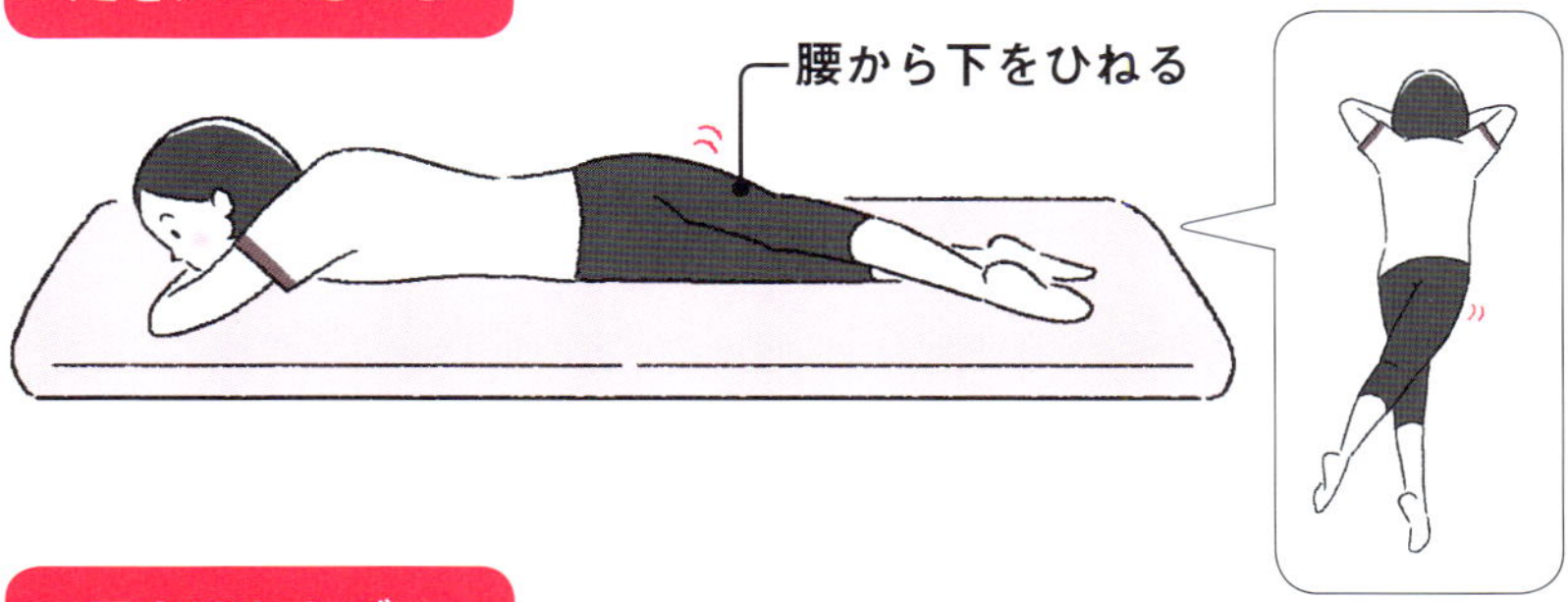
上から見たところ

足を持ち上げる

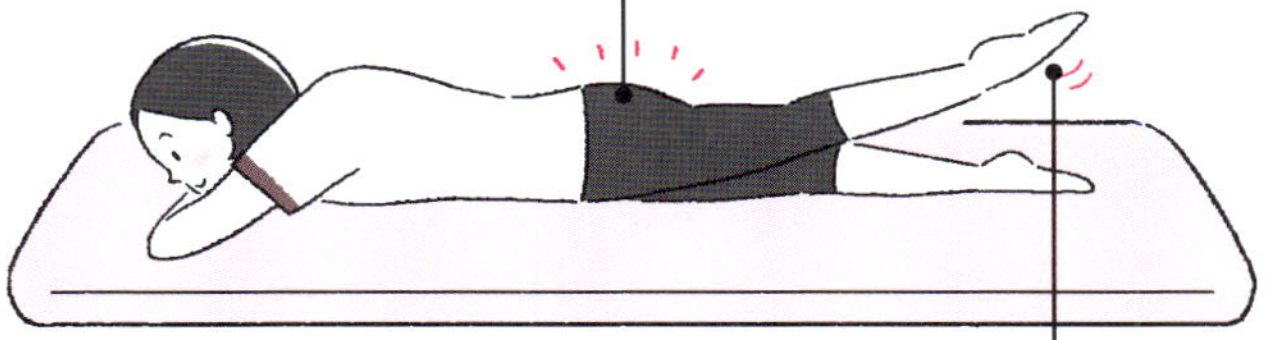
腰の周囲の筋に効く
少しでも浮けばOK

膝を曲げる

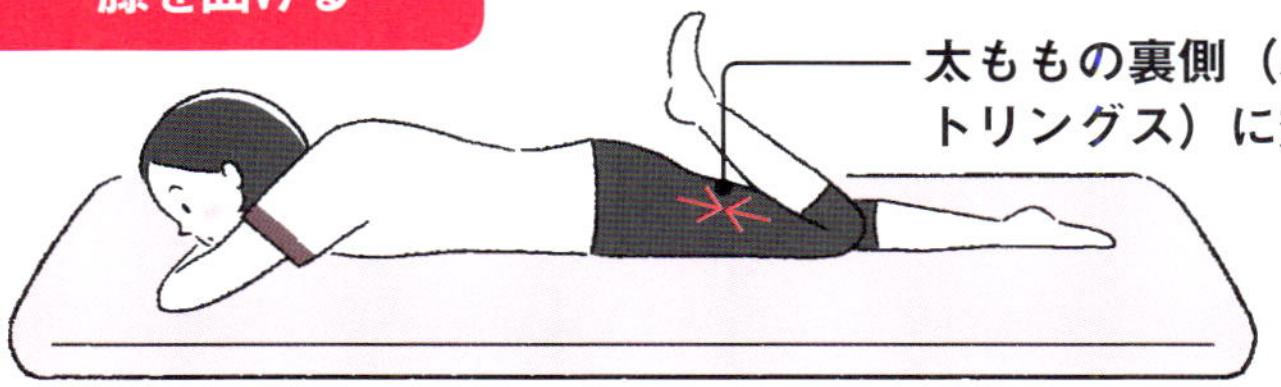
太ももの裏側（ハムストリングス）に効く

腰から股関節まで、これも普段あまりしないストレッチです。

・足を持ち上げる

腰から下、足を床から持ち上げましょう。これは大殿筋、腰の周囲の筋を後ろにそらすために使います。高く上げなくてかまいません。２㎝程度浮けば御の字、45度くらいの角度がつけば最高です。

持ち上げて少し止め、おろしましょう。マットの上だと足をゆっくり下ろさないと危険ですが、布団の上だととっても安心です！

・膝を曲げる

今度は膝を曲げ伸ばししましょう。太ももの後ろ側の筋はハムストリングスと言います。歩くためにとても重要な筋の１つなのですが、背面にある筋であるため、背筋を伸ばすために重要な筋の１つです。膝から下でも3～5kgくらいはありますので、重りをわざわざつけなくても十分重りになります。

座って背筋を伸ばす、体をひねる運動

89ページです。こちらは座った状態で、背筋を伸ばして、骨盤を水平に保つ練習です。79ページの筋トレの後にしてもいいかもしれません。

プールの水面に板を浮かせて、人が立つのを想像してください。水面が安定していれば、人も安定して立っていられるでしょうけれど、水面が揺れれば倒れてしまいますよね。

骨盤の傾きが重要です。加齢に伴い、骨盤は「後傾」、つまり後ろに傾いてきてしまいます。

座った姿勢で背筋を伸ばす運動、体をひねる運動をしましょう。それぞれ左右に5回から10回ずつ。

朝起きたとき、夜寝る前に布団の上が最適

本章でご紹介した筋トレやストレッチは、寝たままできるものが多いので、朝や夜

にするのが効果的です。

朝は体の目覚めをうながします。夜は夜で、体を伸ばし、適度に動かすことで、心地良い疲れで眠りにつくことができます。朝10分、夜10分の習慣にしてみてはいかがでしょうか。

朝起きたとき、ゆるやかに自律神経を起きるモードに変える運動もご紹介します。91ページです。

「足首ペコペコ運動」は、実際に手術前や絶対安静の入院患者さんが、日本中、世界中でやっている体操です。体の中の血液の流れが急激に低下するため、末梢、心臓より遠いところの足の運動をするのです。

ふくらはぎは第二の心臓と言われる筋肉で、足首を動かして収縮させることで、心臓のポンプ作用を促します。

「手をグーパー運動」も、入院患者さんで行うことが多い運動です。足首ペコペコと同じ作用があり、心臓より遠いところでの筋の収縮を行うことで、循環を高めます。いきなり起きるよりも、心臓が起きる準備をしてくれます。

座って背筋を伸ばす、体をひねる

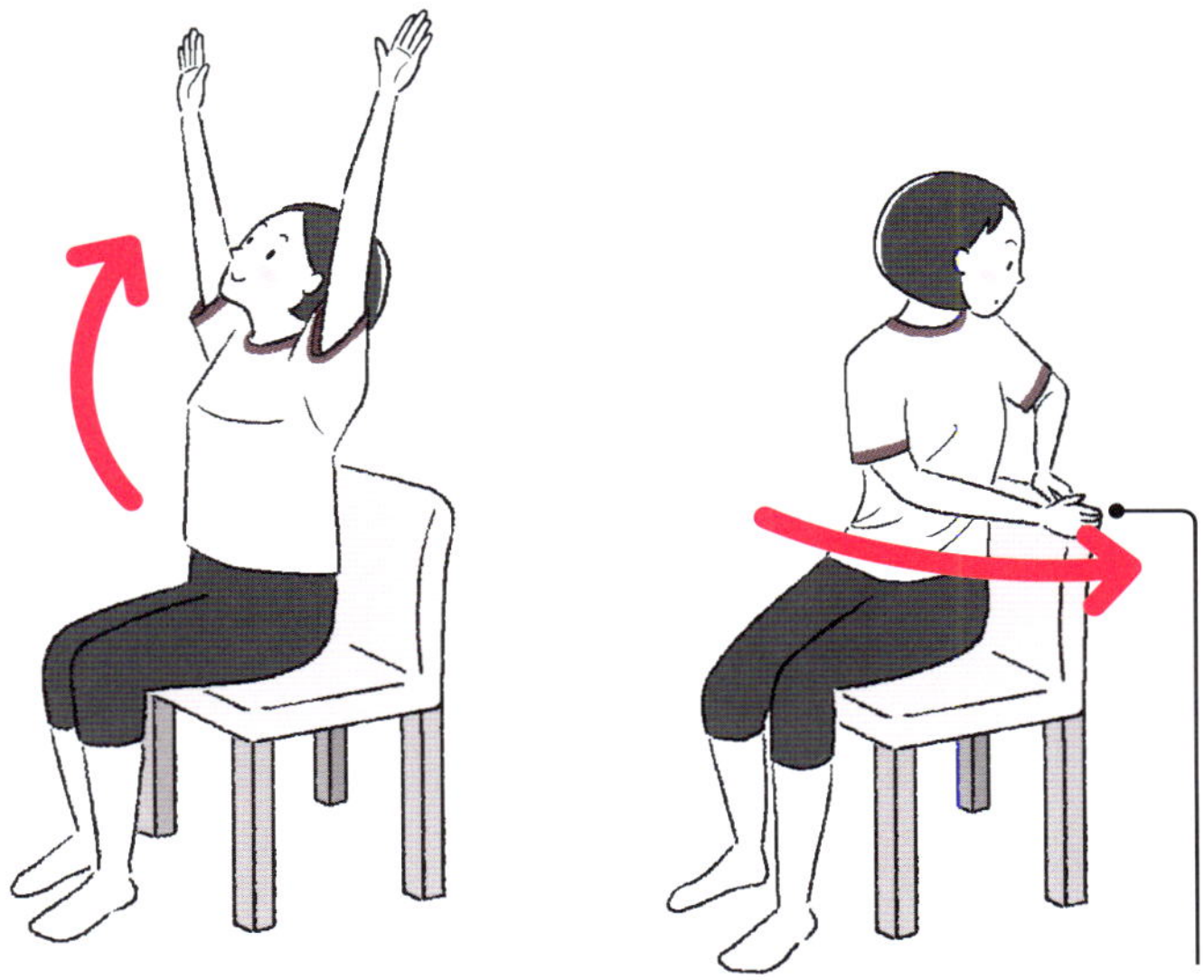
椅子の背もたれを少し
引っ張るように持って

座って背筋を伸ばすと、骨盤を水平に保つ練習になる。
肩周りや背筋、腹斜筋のストレッチに。

また、手をお腹の上とか目の前に持っていって動かすことで、心臓の負担を高めます。

少し慣れてきたら、手を持ち上げてみましょう。手の上げ下ろし運動は首、肩周りから背中に至るまで、広い範囲で筋を使います。

少しずつ、体に対して動くことを伝えましょう。

体の循環をアップして、起きる準備

足首ペコペコ運動

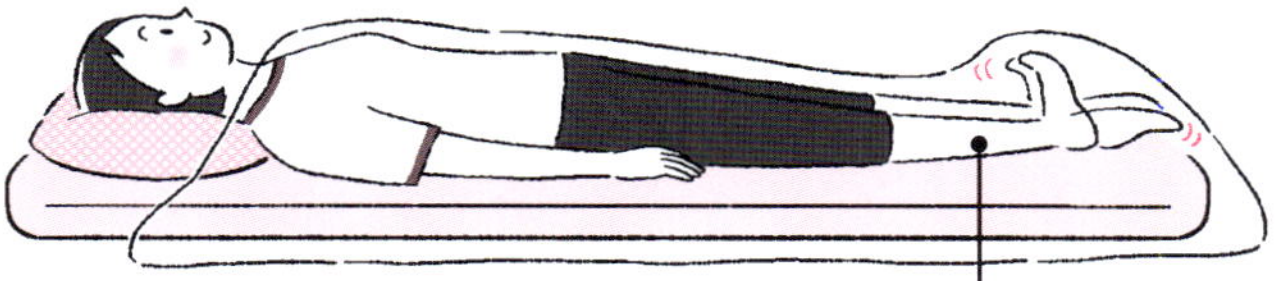
ふくらはぎに効く

手をグーパー運動

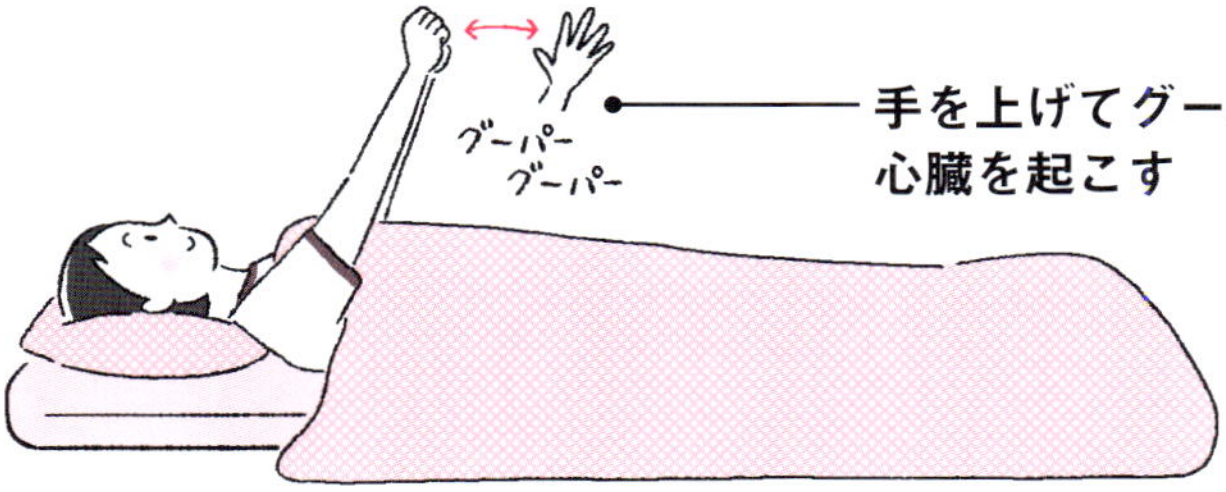
手を上げてグーパーし、

手の上げ下ろし

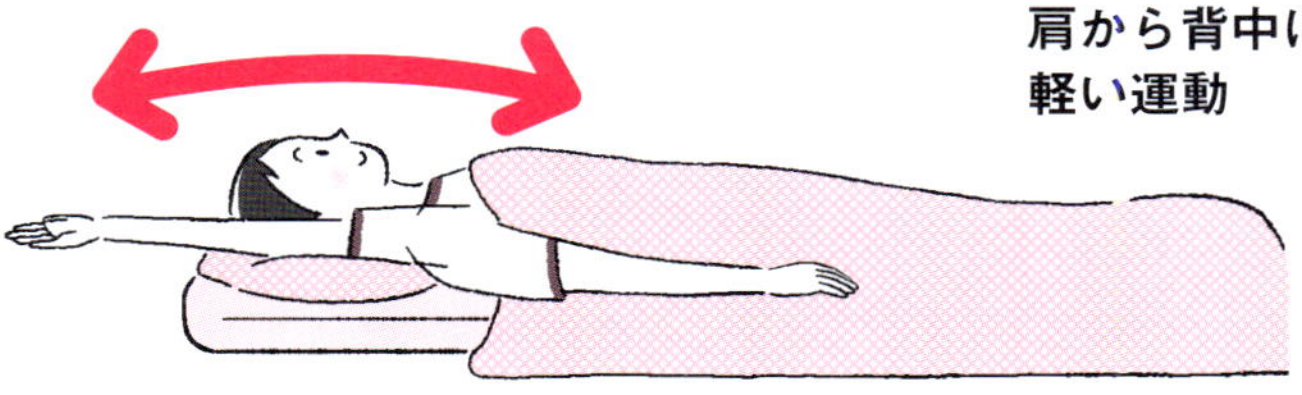
肩から背中にかけて

普段の生活で背筋を鍛えるチャンスはたくさんある！

背中をまっすぐにして座るだけで筋トレ

机に向かって作業する場合、背中が伸びた状態で座れるのが理想です。疲れてきたら、立って背中を伸ばしたり、体をひねったりしましょう。まだ背筋を伸ばして座ることに慣れていない間は、同じ姿勢をとることで疲労が出ます。10分保てたら、もう1回10分保って、そのくらいでいいのです。背もたれに寄りかからずに座る習慣を取り入れることが大事です。

そのため、どうぞ寄りかかってラクに作業する時間もつくってください。

肘をついてラクに垂直が保てるのであれば、肘や前腕をついてかまいません。背筋を意識した座り方になるよう、チャレンジしてください。

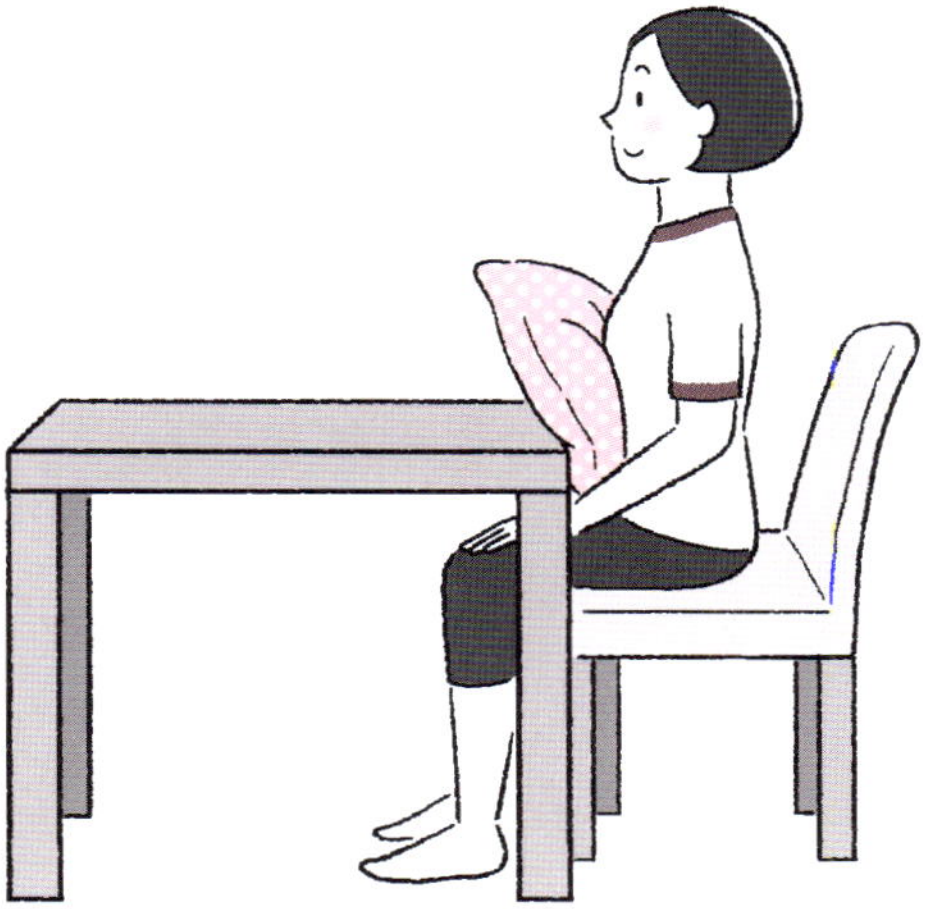

お腹にクッションをはさみ、少し押す

背中をまっすぐに保つことを意識しすぎると、骨盤の後傾を強くすることがあります。

そのため、**骨盤もしっかり水平に保ちながら背筋を保つ方法が、お腹のあたりにクッションをはさみ、それを少し押すように座る運動**です。

けっこうきつい運動で、あまり長くは難しいです。

これを行うときは腰が疲れることがあるので、休憩をはさみながら行ってください。背筋を伸ばすには効果的です。

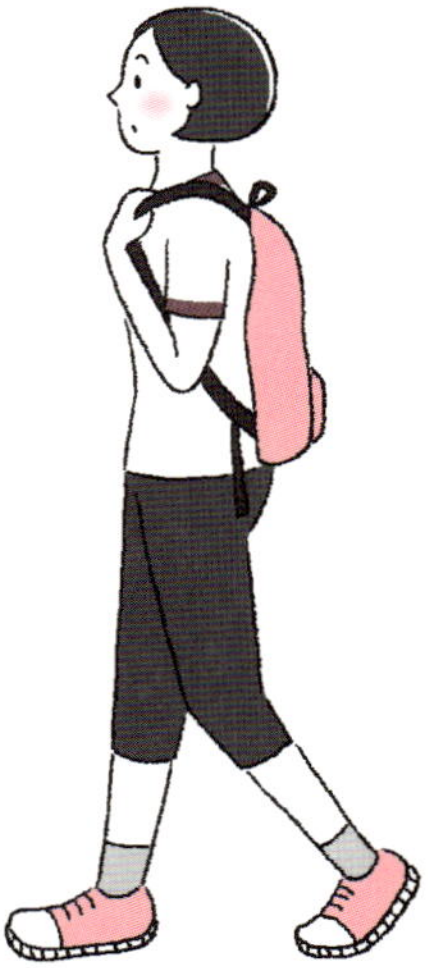

リュックサックが後ろに引く力を補ってくれる

リュックで外出する

歩くときに手に荷物を持つと、前かがみを助長します。

重すぎなければかまいませんが、**手荷物を持つと腕の振りもなくなるので、どうしても推進力が低下します**。結果的に、前に倒そうとする意識を高めるため、筋活動が多くなり、疲労も早めにくることになります。

姿勢も悪くなりやすいです。

リュックサック（ディパック）は背中に背負うため、後ろに引く力が強くなります。

後ろに引く力が弱くても、重さで少

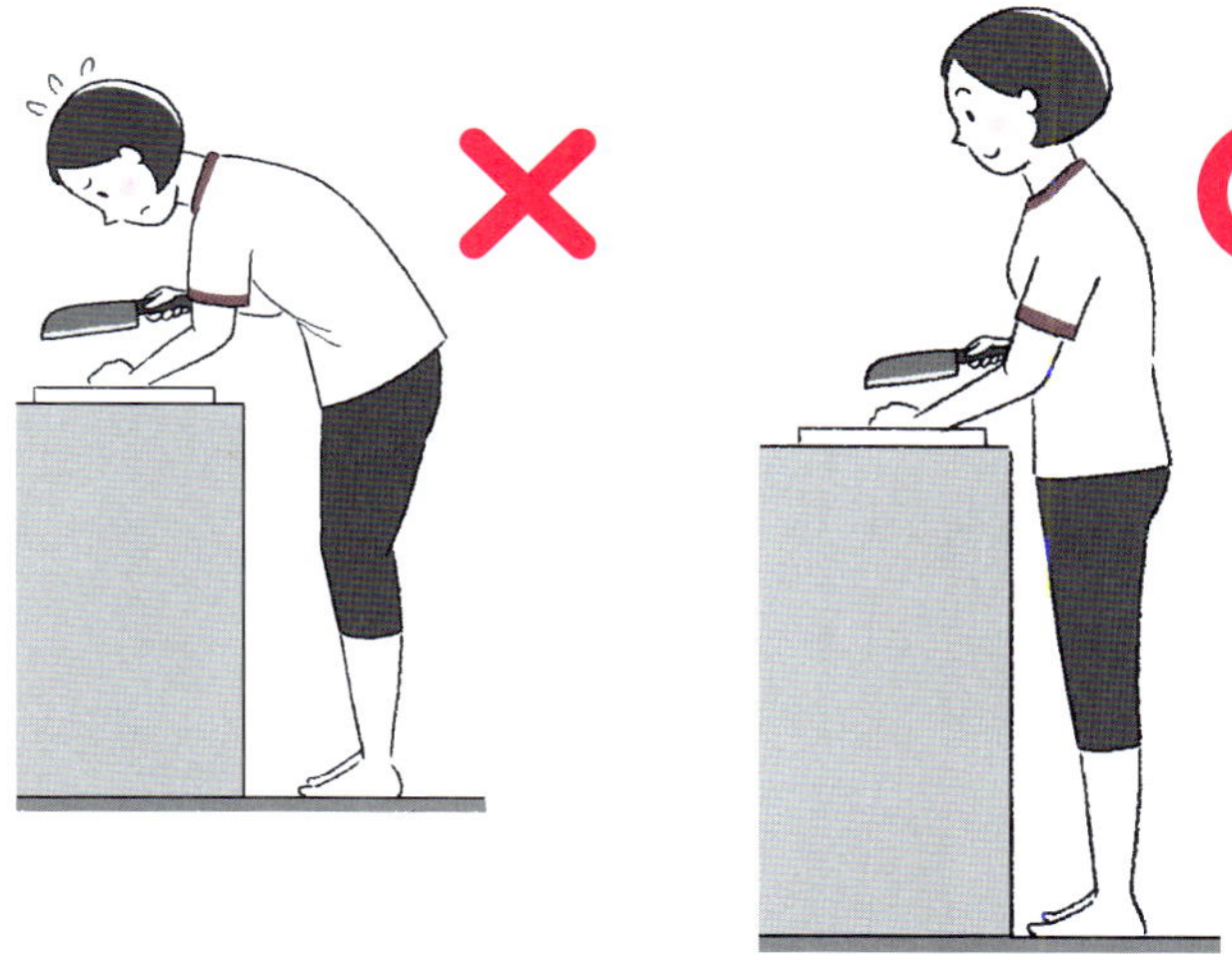

キッチンのシンクの高さも重要

し後ろに引っ張ってくれるので、安定しやすくなります。

当然、前に持っていく力は強く要求されますが、両手が空きますので、腕の振りを意識したら円滑に前に進めるでしょう。

いずれにしても、あまり重い荷物を持たずが条件です。

キッチンの高さを調節

同じ姿勢を続けるというのは、けっこうな負担です。

家事動作で姿勢を悪くするものの代表が、台所仕事です。

本来であれば、身長に合わせた高さ

にまな板が置けたり、洗い物をしやすい高さに調整したりするのがいいですが、身長が高めの方は前かがみになりやすいので注意しましょう。

椅子とはいきませんが、**背もたれのない高めの腰掛けを使うなどは効果的**です。身長が低い方は５㎝程度の板を置くことで、背筋を伸ばしやすくなりますよ。

2ヵ月続けたら、確実に効果を実感できる！

背中を伸ばしているのがつらくなくなる

継続すれば効果は必ず出ます。

姿勢が良くなると若返りが期待でき、腰痛や肩こり、膝の痛みなども減少できる可能性があります。腕を振って元気よく歩ければ、もう運動習慣は身につきます。

うつ伏せになって朝夜10分から15分、ゴロゴロから始める背筋運動、座った姿勢でできることを取り入れることで、必ず効果が期待できますよ。

背筋が強くなると、まっすぐにしていられる時間が増えます。それにより、いっそう背筋がつきます。

高い位置で頭をキープできるようになれば、確実に生活は変わります。姿勢が良くなり、余分な筋活動が減ってくるので、運動時間が増えたり、活動範囲が増えます。

若さの引用としても先に上げましたが、背中が伸びているというのは、本当に素敵ですよね。

第4章

背中が曲がる もうひとつの原因、「圧迫骨折」を防ぐ方法

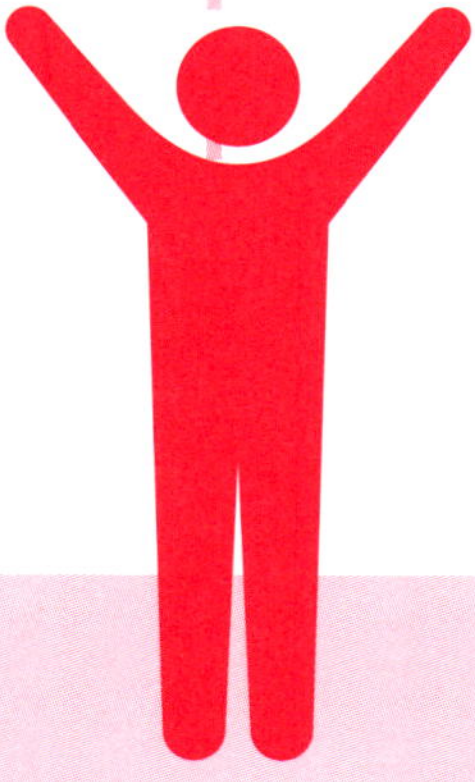

高齢者の骨折を引き起こす「骨粗鬆症」とは

女性は閉経後に急激に骨密度が下がる

先の章にも出てきた、「骨粗鬆症」という言葉。骨がもろくなってしまうことを言います。骨が粗《あら》くなって鬆《す》になることです。

「粗」は、魚を下ろし身を取った後に残る頭部や骨、エラなどと、それらに付着した肉を指します。「鬆」は、本来は均質であるべきものの中にできた空間を言います。なんだか骨がスカスカになったのが、容易に想像できる言葉です。

検診などで、骨密度の測定をされたことのある方もいるのではないでしょうか。左の表を見てください。腰椎や大腿骨頸部（太ももの骨の、骨盤につながるところ）の、年齢ごとの骨密度を示しています。高齢になるにつれ、どんどん少なくなってい

年代ごとの骨密度

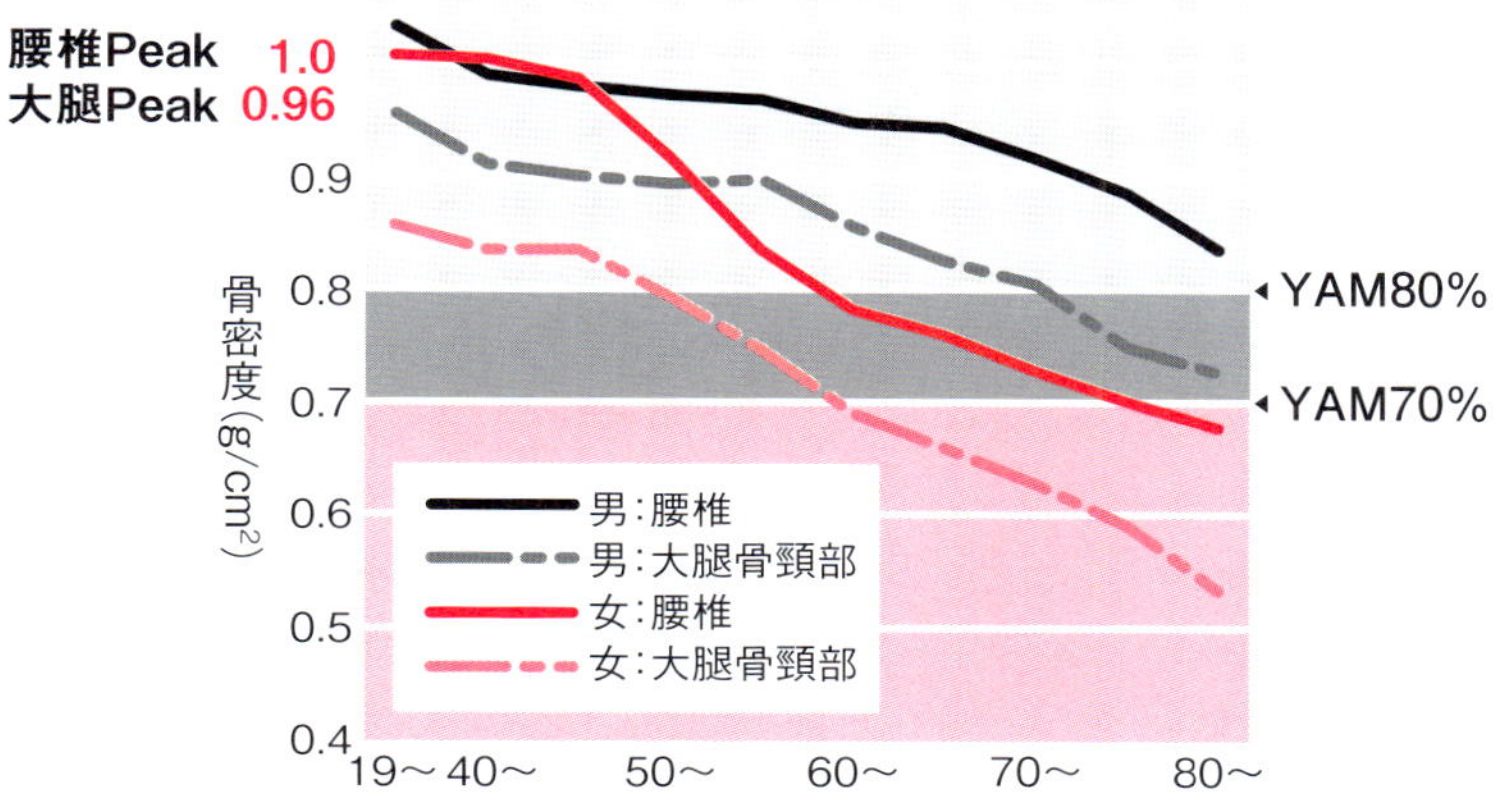

日本骨代謝学会、原発生骨粗鬆症診断基準調査資料

くことがわかります。

とくに女性の場合、閉経後にはホルモンの影響で、急激に骨密度が低下していきます。

YAMというのはYoung＝若者、Adult＝大人、Mean＝平均の頭文字で、骨密度の若年成人平均です。

20歳から44歳までの健康な女性の骨密度の平均値が、YAM値として用いられています。

70％以下を示す場合は、骨粗鬆症の可能性があります。

しかし近年の研究で、男性はYAM値80％で骨折リスクが上昇するので、女性よりも高い骨密度で骨折することがわかってきました（Yamamoto M. J Bone Miner Res 24:702-709, 2009）。

男性は女性より早く死ぬし、脳卒中になりやすいし、骨密度は年齢で比較して女性より高いのに骨折しやすくなるし、残念な生き物であるかもしれません。

下がっても大丈夫なように、最大骨密度を上げておく

このような表をお見せすると、どうせ下がるのだからしょうがないなという気になるかもしれません。しかし逆に、最大の骨密度を上げておけば、下がってもあまり怖くないという発想になりませんか？

スウェーデンに留学していたときに、ボスの子どもを何回も抱っこしました。日本人の子どもを抱っこしたときとは全然違う、ズシリとした重さがあるのです。

スウェーデンの男性の平均身長は１８０㎝を超えます。それに備えるための骨太なのですね、子どものときから……。これには驚きました。

何が言いたいのかというと、要するに子どもの頃からカルシウムやビタミンＤなど

成長に十分な栄養素をとり、日に当たり、ある程度運動しないといけないということです。

それなのに最近、育ち盛りの子がダイエットをしたりとか、不合理なやせ方があたかも良いような情報が垂れ流しされたりしている状況を見ると、とてもさみしい気分になるのは私だけでしょうか？

リハビリテーション医療の分野でも、同じような考え方をします。

たとえば、日常生活は自立していて割と元気な方が、胃がんになったとします。手術で胃をとることになりました。どうしても手術後、数日はやや安静にしなければなりません。そうすると筋力が減少します。1日寝ていると数%筋量は落ちます。

そこで、手術の前に筋トレなどで可能なかぎりムキムキにし、しょうがなく筋量が落ちても問題ないようにして手術に臨むのがベストです。そうすると、手術による合併症も少なくなり、入院期間も短くなります。

実際に、和歌山県立医科大学のリハビリテーション医学講座で、田島文博教授のグループが実践し、効果を出し続けています。

これを骨の具合として考えると、若い頃に無秩序なダイエットなどすると、後で大変なことになるということが言いたいのです。

今や、100歳まで生きるとか年金がもらえないとか、良かったり悪かったりするニュースが飛びかっています。

大事なのは、年をとっても自分でできることは自分でするということです。でも、体が丈夫でないとできないでしょう。年齢により機能が落ちることは仕方ないですが、予防できるものは必ず予防すべきなのです。

多くの脊椎骨折は痛みがなく気づきにくい

前述のとおり、日本における骨粗鬆症の患者さんの数は、2008年には1300万人（男性300万人、女性1000万人）とされています。60歳以上の半分以上は骨粗鬆症だとされますが、治療を受けているのが女性5%、男性1%であると言われています。

どうして、こんなに治療している人が少ないと思いますか？　これには2つ、大きな理由があると思います。

年だからしょうがないかな?とか、もう少し様子見ようかな?と思ってしまうこと。そして、治療しても良くならないのではないのかな?と思うことです。

おおよそ日本人は我慢強いので、寝たら治るとか、たまただから様子を見たほうがいいとか、前できたのだからできないのは、きっと疲れてのことだろうとか、考えがちなものです。

しかも、起こってしまった脊椎・椎体骨折の60%は、痛みのない脆弱性骨折です。知らない間になんだか背中が丸くなったとか、前かがみで歩くようになってしまったといったことになるのです。痛くないため、放っておいてしまうのでしょう。

しかし、さらに残念なことに、ひとつ目の脊椎骨折を発見した際に治療を行わないと、1年以内に20~30%の方が**新たに脊椎骨折を起こすドミノ倒し状況**になります。どんどん曲がっていってしまうのです。

早く見つけて早く治療する

なぜ、痛みのない骨折が悪いのかというと、椎体つまりは背骨の圧迫骨折がある場合は、大腿骨頸部骨折の発生リスクが高まります（Black D.M. et.al. J Bone Miner Res 14(5):821, 1999）。脊椎骨折や大腿骨近位部骨折をすると、骨折後の生存率のカーブも、骨折をしていない人よりも下がります。

つまりは、早く死んでしまう確率が高まるのです。大変なことになります。ですから、大変ですよというお話をしているのです。

後で書きますが、今は骨密度を上げるためにビスホスホネートという薬を処方します。大腿骨頸部骨折例に、骨折連鎖を予防するために、このビスホスホネートという薬で治療をすると、骨折防止効果のみならず、死亡リスクが28％軽減する（Lyles KW et al. N Engl J Med. 357；2007）ことにもつながっていきます。

ですから、早く骨粗鬆症を見つけたほうがいいのです。

とはいえ、レントゲンを撮るのは大変ですよね。そういう方のために、**レントゲン**

を撮らずに椎体の骨折があるかどうか判断する方法もあります。

身長が4㎝縮んだら、74％に椎体骨折あり（Kamimura M, Sci Rep. 2016）とされています。

あるいは、アーム・スパン（両手を横に広げた長さ）と身長は等しいとされていますが、解離が5％以上あると、多発あるいは重度圧潰の椎体骨折（Watanabe R, Saito M, Osteop Int. 2018）があると言われます。

骨は密度だけでなく質も重要

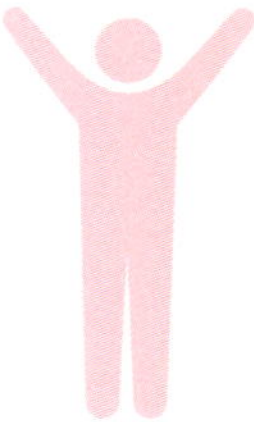

骨は盛んにつくり替えられている

ではどうしたらいいのだろうか、骨粗鬆症になってしまったらどうしようと思うでしょう。でも、朗報がいくつかあります。

非常に重要なのは、骨はとても新陳代謝が活発で、盛んに修繕が行われるということです。

おおよそ年間40％の骨が、つくり替え工事により入れ替わっています。骨を強くする薬で治療すると、1年で骨折防止効果は50％以上になると言われています。

私どもは臨床で、治療効果を見るのにNumber needed to treat（NNT）をいつも使います。NNTというのは、ある介入を対象者に行った場合、1人に効果が現れるまでに何人に介入する必要があるかを表す数字です。

ちょっと難しいですが、1に近くなるほどよく効くということです。

心血管の病気防止に使う、スタチンという有名な薬剤がありますが、そのスタチンのNNTは150以上です。しかし、骨粗鬆症治療薬治療効率の指標であるNNTは、7~50なのです。

きっちり処方し、きっちり内服すれば、すごくよく効くと言えます。

骨の強さは、みなさん骨密度だろうと思いがちですが、「骨の中身」も重要であることが、慈恵医大の整形外科の斎藤充先生たちによって明らかにされてきました。要するに、骨の強さというのは、骨密度と骨質が重要であるということです。

骨質を悪くするのは生活習慣病

斎藤充先生は、骨を鉄筋コンクリートの柱にたとえています。外側のコンクリートを骨密度、中の骨質を梁、つまりは鉄骨としています。

以前大問題になりましたが、梁が少なかったり細かったりするマンションは耐久性

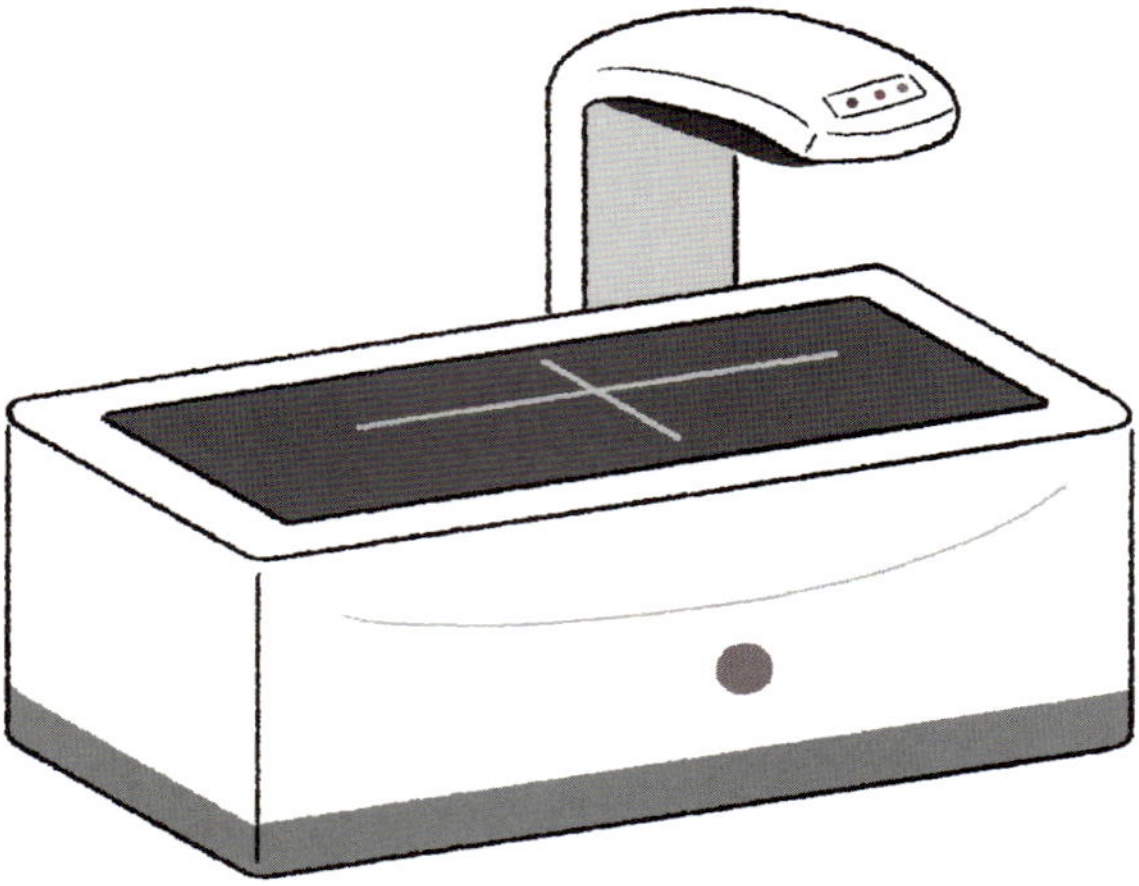

骨密度測定器

に問題が生じます。

人の体も同様です。骨の環境が悪い状況、つまりは高血圧や糖尿病があると、マンションで言えば鉄骨がさびる状況と同じだとしています。とてもわかりやすい説明です。

「骨密度が高く骨質の良い人」に比べ、骨密度が高くても骨質が悪い人は1・5倍骨折しやすく、骨密度は低いけど骨質が良い人は3・6倍、骨密度も低くて骨質も悪い人は7・2倍骨折しやすいデータも、斎藤充先生たちは示されています。

要するに、高い骨密度でも骨折するので、安心してはいけないということです。

骨質が悪くなって、梁がさびつき、骨折しやすくなるには原因があります。

2型糖尿病だと、1・2〜2・4倍。慢性腎臓病だと、1・6〜2・6倍。メタボリック症候群だと、2・6倍。脂肪肝（NAFLD）だと、1・3〜2・5倍。高血圧だと、1・4倍。脳卒中だと、2・0〜5・1倍。虚血性心疾患だと、2・3倍といった具合になります。

なんだかよく聞く病名ではありませんか？　そうです、ほとんどが生活習慣病と言われているものです。だから生活習慣病にはなるなということです。なってもうまくコントロールしなさい、ということになります。

生活習慣病の予防は、適切な食生活と運動です。この2つができていれば、特殊例をのぞいてほとんど生活習慣病にはならないので、心配ありません。

一度は病院で骨の状態を検査しましょう

男性も女性も30歳を過ぎると、性ホルモンの低下とともに骨密度も低下していきます。若い頃の最大骨量が少なければ少ないほど、治療をしなければ、とても早く骨粗鬆症になります。

現在、骨の状態を見て骨粗鬆症であるかを判断したり、骨粗鬆症であれば、骨密度が低いのか骨質が悪いのか、それとも両方悪いのかなど判断したりすることができます。

レントゲンや骨密度計測で、骨の見た目の状況がわかります。また、採血や採尿により、骨吸収マーカーや骨形成マーカーを調べることで、骨の代謝が正常なのかがわかります。骨質低下つまりはコラーゲンの過老化が起こっていないか、見ることもできます。

やはり、一度は病院に行くことが肝心です。

骨粗鬆症は薬で改善できる

骨の代謝に効く3つの種類

骨粗鬆症に対する薬ですが、骨を強くする食事や運動をしていても不十分なとき、薬で不足分を補うのも効果的な方法だと、理解するのがいいと思います。

前述したように、骨は代謝をくり返しているものなので、その代謝のバランスを整える薬です。代謝というのは、「骨が分解され壊される」ことと「骨がつくられる」ことです。破骨細胞《はこつさいぼう》が「骨を分解し壊す」もので、骨芽細胞《こつがさいぼう》が「骨をつくる」ものになります。

そこで、骨粗鬆症の薬には、①「骨が分解され壊される」のを抑える薬、②「骨がつくられる」のを促進する薬、③骨をつくるのに足りない栄養素を補う薬の3つがあります。

以下、少々専門的になりますが、ご紹介だけしておきます。

「骨が分解され壊される」のを抑える薬

a　ビスホスホネート薬

骨を壊す破骨細胞に働きかけ、骨密度（骨量）を増加させます。骨に沈着して骨吸収を強力に抑えます。この薬は、消化管からの吸収率が低く、ものを食べた後に服用するとさらに吸収率が低下します。

朝起きてすぐに飲むことにして、30分以上あけてから朝食をとるようにしたほうがいいでしょう。

b　選択的エストロゲン受容体モジュレーター（サーム）

閉経後に女性の骨密度は激減します。閉経後の女性を対象に、女性ホルモンと同じ作用で、骨が減るのを抑える薬です。骨のエストロゲン受容体のみに作用し、骨粗鬆症を治療します。

c　抗ランクル抗体薬

骨を壊す破骨細胞に働きかけ、骨密度（骨量）を高めます。

骨芽細胞から産生されるランクルという物質は、破骨細胞の形成、機能などを促進します。何らかの原因により、ランクルが過剰に産生されると、過剰な「骨が分解され壊される」につながります。

それを抑制する薬です。

「骨がつくられる」のを促進する薬

副甲状腺ホルモン薬

有名な薬は、副甲状腺ホルモンを化学的に合成した「注射」です。

副甲状腺ホルモンは骨芽細胞と破骨細胞のバランスを変化させる作用があり、容量や回数を使うと骨形成（骨をつくる）を活性化させます。これを利用し、骨粗鬆症の治療薬としています。

骨粗鬆症の薬の中でも、骨を強くする効果は今のところ最強です。注射剤ですが、それほど痛みはありません。

骨をつくるのに足りない栄養素を補う薬

a　カルシウム薬

骨に必要なカルシウムを補うために用います。

b　活性型ビタミンD3薬

腸からのカルシウムの吸収を助けるために用います。

c　ビタミンK2薬

骨をつくりやすくするために用います。

私が骨粗鬆症の患者さんに薬を処方する場合、検査をして、骨密度（骨量）や骨質をチェックし、薬の選択をします。

おおよそ通常の骨粗鬆症の患者さんだと、ビスホスホネート薬と、カルシウム薬や活性型ビタミンＤ３薬、ビタミンＫ２薬を飲んでいただくことが多いと思います。

骨粗鬆症によって痛みがひどい場合や、骨粗鬆症がひどくて骨折しやすい場合などは、副甲状腺ホルモン薬の注射剤を用いることが多いです。人それぞれ違いますから、主治医と相談することをお勧めします。

骨を強くする栄養素を日々の食事で積極的にとる

カルシウムだけでなくビタミンDやマグネシウムも

骨を強くする食事と言ったとき、骨はカルシウムでできているから、カルシウムをたくさん含む食事をするといいと考えると思います。

そのとおりですが、骨は前述したように、だいたい半年で新しい骨細胞に置き換わる新陳代謝をくり返しているので、毎日必要量をとるのが基本となります。

また、せっかくとったカルシウムは腸管から吸収されるわけですが、そのときに活性化型ビタミンDやマグネシウムが必要であることはご存知ですか？

ビタミンDは紫外線に当たると皮膚で活性化されるため、散歩程度でいいので日光にあたる必要があります。

さらに、体にとり込まれたカルシウムが骨に沈着することになるのですが、その際にビタミンKが必要になるのはご存知ですか？
ビタミンは体に良いとよく聞きますが、ビタミンは水溶性と脂溶性に分かれているのはご存知でしょうか？

先ほどから話しているビタミンDやビタミンKは、実は脂溶性ビタミンなのです。油脂に溶け込むことで、効率よく腸管から吸収されるようになります。カロリーと相談しながら、オリーブオイルなど使用すると良いと思います。

また、骨を強くするには、適度な運動が必要ですから、筋肉も必要になります。となると、十分なタンパク質も必要となります。

献立のヒント

スナック菓子やインスタントラーメンばかり食べていると、骨が弱くなるから気をつけなさいと言われたことはありませんか？

スナック菓子やインスタント食品にはリンが多く含まれます。リンをとりすぎるとカルシウムの吸収を妨げますから、食べすぎはダメということになります。

ついでに、アルコールやたばこもカルシウムの吸収を妨げるので、適度を守らないといけなくなります。

要するに、種々の注意事項を守りながら、骨を強くするには、

- **カルシウム**
- **ビタミンD**
- **ビタミンK**
- **マグネシウム**
- **油脂**
- **タンパク質**

これらを十二分にとらないといけないと、覚えておくといいと思います。

東京慈恵会医科大学附属病院の栄養部の濱裕宣課長に、「骨に良い献立」として、

和食と洋食の例をつくってもらいました。

たとえば和食は、しじみはカルシウムが豊富です。豆腐やみそは、マグネシウムとカルシウムが豊富です。手羽元は、ビタミンK、ビタミンD、タンパク質、カルシウム、マグネシウム、脂質が豊富です。卵も同様です。

しし唐は、ビタミンK。小松菜はカルシウムやビタミンK、マグネシウムが豊富です。しらす干しは、ビタミンDやカルシウムが豊富です。牛乳は寝る前にとると効果的です。

洋食では、あさり（殻付き）はカルシウム、ビタミンD、タンパク質、マグネシウムが豊富です。牛乳・乳製品はカルシウムの吸収率が一番いいです。

あじは、タンパク質、脂質、ビタミンD、カルシウム、マグネシウムが豊富です。

オリーブオイル、大豆油はビタミンKや脂質が豊富です。

骨を丈夫にする献立例（和食）

ごはん180g	精白米	58g
	もち麦	24g
しじみのみそ汁	しじみ	30g
	清酒	小さじ1杯
	豆腐	20g
	味噌	小さじ2杯
	ネギ	適量
	顆粒だし	小さじ1杯
	水	180cc
鶏手羽のお酢煮	鶏手羽元	3本
	ゆで卵	1個
	しょうが	5g
	にんにく	1/2片
	しし唐	3本
	穀物酢	1/4カップ
	醤油	大さじ1杯
	水	大さじ2杯
	みりん	大さじ1杯
	砂糖	小さじ1杯
小松菜とシラスの和え物	小松菜	1/2束
	にんじん	10g
	しらす干し	大さじ1杯
	めんつゆ	大さじ1杯
	ごま油	小さじ1杯
	炒りごま	適量
牛乳	牛乳	200cc

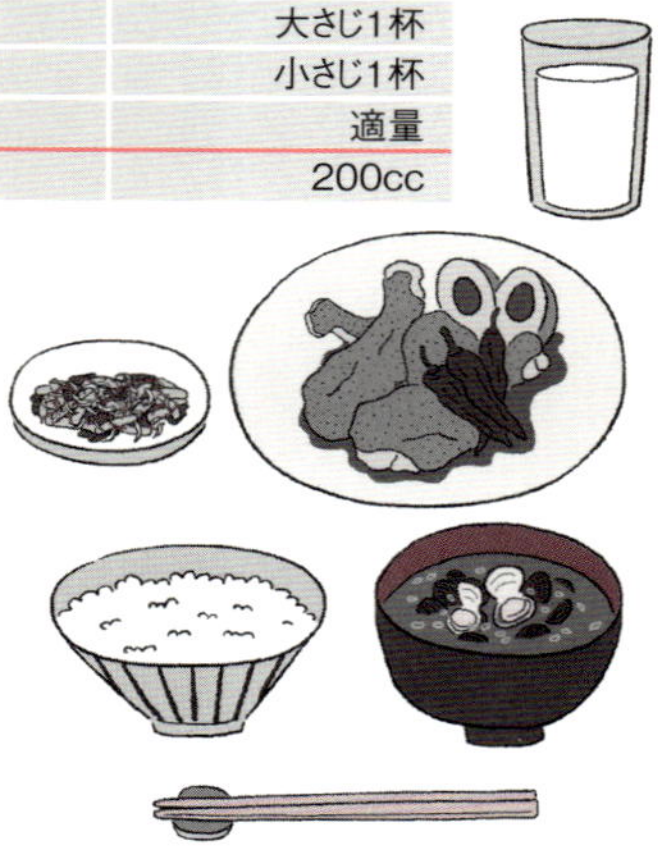

骨を丈夫にする献立例（洋食）

パン	フランスパン	60g
	オリーブオイル	15g
クラムチャウダー	あさり（殻付き）	100g
	白ワイン	小さじ2杯
	ベーコン	20g
	玉ねぎ	40g
	じゃがいも	40g
	にんじん	20g
	小麦粉	大さじ1/2杯
	バター	小さじ1杯
	コンソメ	少々
	塩	少々
	コショウ	少々
	水	100cc
	牛乳	100cc
	パルメザンチーズ	大さじ1/2杯
小鯵のマリネ	小鯵	3尾
	玉ねぎ	1/4個
	にんじん	20g
	赤パプリカ	20g
	ピーマン	20g
	片栗粉	大さじ2杯
	油	適量
	砂糖	小さじ2杯
	ワインビネガー	大さじ1杯
	醤油	小さじ1杯
	水	大さじ1杯
	オリーブオイル	少々
	唐辛子輪切り	
切り干し大根のサラダ	切り干し大根	1/4袋
	きゅうり	10g
	ツナ缶	10g
	ヨーグルト	大さじ1杯
	マヨネーズ	大さじ1杯
	塩	少々
	コショウ	少々
	プチトマト	2個

おわりに

私も年齢が気になり始めました。確実に毎年何らかの衰えを感じます。久々に会った昔の友人に、「変わらないね」と言われ、正直悪い気はしませんでしたが、「変わらないこと＝良いこと」と感じるのは、変わることを前提に人は見ていることになりますよね。

ざっとですが、年をとって見える要素を考えると、ひとつ目が髪の毛が白くなったり毛量が減ったりという毛髪の変化、ふたつ目はシワが増えたりシミができたりという顔の変化、そしてもうひとつが姿勢だと思います。

背中がピンと伸びている姿勢は能力的にも若い方に近いため、間違いなく若さの大きな要因であると言えます。しかし、背中が曲がっているとか白髪が増えたといった印象を言ってくれる人も、なかなか少ないですよね。

人の健康を考える上で、見た目や格好はとても重要な要素です。精神的な健康観と行動範囲は関係が強いとされています。

実際、理学療法を進める中で、患者さんの社会における役割、退院された後に家族と買い物に行くといった活動は、治療の目標の要素になるのです。そのような情報をもとにして、目的に合った能力を獲得できるような治療を組み立てるわけです。

姿勢矯正を治療として行う場合、鏡を見てもらうという単純な方法を使うことがあります。というのも、人は上下や左右の差を頭に伝え、それを修正しようとすることができるからです。

しかし、正面向きで鏡を見ても、背中が曲がっている姿は見えにくいですよね。ご自身を見る機会が減ると、姿勢を矯正するきっかけが減ることになります。

そこで私は、ウインドウショッピングに出かけたとき、歩きながらお店のガラスに映るご自身の姿をぜひ確認することをお勧めしています。一緒に歩いているお子さんやお孫さんの姿と比較することは、治療で行う自己修正と同じ効果が期待できます。

そのとき、背中を伸ばそうと思ったらできるのに、気がつくとすぐにまた曲がってしまうといった方は、この本のコンセプトに合っています。「2ヵ月続ける」をぜひ実践してみてください。

まさに人生100年時代をいかに生きるかですが、2ヵ月続けてその後の生活が変わるなら、絶対いいですよね。私も安保教授も、同じ気持ちでこの本を書きました。今後も身近な健康について、ご自身で取り組めることを一緒に考えられたら幸いです。機会があれば、ぜひご意見もお寄せください。お待ちしています。

中山恭秀

〈著者紹介〉

安保雅博（あぼ・まさひろ）

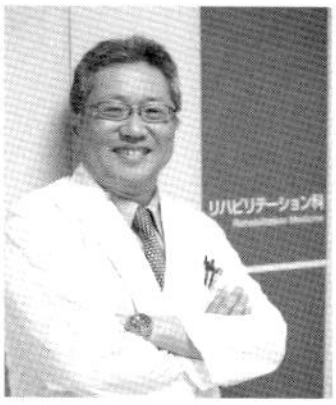

◇—リハビリテーション科医／博士（医学）。東京慈恵会医科大学附属病院副院長。リハビリテーション科診療部長。
1990年東京慈恵会医科大学卒業。1998年～2000年までスウェーデンのカロリンスカ研究所に留学。2007年よりリハビリテーション医学講座主任教授。2016年、同病院副院長に就任。
◇—リハビリテーション治療のパイオニア。脳卒中後遺症が専門。重度麻痺に対する筋肉注射のボツリヌス療法は有名。これまで1万5000回以上の施行を行う。軽度及び中等度の麻痺に対する、反復性経頭蓋磁気刺激療法と集中的リハビリテーションを組み合わせた、治療体系NEURO®を世界で初めて施行し、成功。
東京都から指定を受けた地域リハビリテーション支援センターとして、地域集会所で出前講座を80回以上開催。多くの高齢者に「寝たきり予防法」を伝えてきた。
◇—著書に中山氏との共著『寝たきり老後がイヤなら 毎日とにかく歩きなさい！』（すばる舎）、編著書、監修書に『脳卒中マヒが改善する！腕と指のリハビリ・ハンドブック』『脳卒中の重度マヒでもあきらめない！腕が上がる 手が動く リハビリ・ハンドブック』（以上、講談社）などがある。

中山恭秀（なかやま・やすひで）

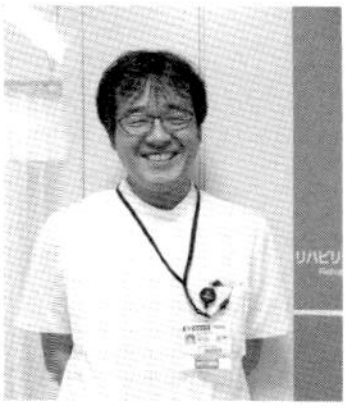

◇—理学療法士／博士（リハビリテーション科学）。東京慈恵会医科大学附属病院リハビリテーション科技師長。広島大学医学部客員教授。1992年に東京都立医療技術短期大学卒業。1998年に明治学院大学卒業、2001年に筑波大学大学院リハビリテーションコース修了、2012年に筑波大学大学院人間総合学科研究科修了。2013年から分院技師長を経て現職。4つある附属病院の統括所属長として、多くの理学療法士や作業療法士等を束ねる。2021年よりリハビリテーション医学講座准教授。
◇—臨床経験28年、あらゆる領域の理学療法を担当。なかでも脳卒中後の片麻痺やパーキンソン病など、「中枢神経系」の問題で生じる歩行障害や動作障害の改善について、三次元動作解析などをもとに研究。また、加齢による運動機能･能力の変化なども注意深く観察し、どういう人が転びやすいか、歩くことや立ち上がる動作を達成するにはどうすればいいかなど、素朴な問題を研究し報告してきた。
「患者さんを目の前にして何ができるか」を追究する日々。臨床業務や後進の指導に奔走する傍ら、講習会や講演、大学での非常勤講師、連載執筆、所属学会の雑誌編集や論文査読委員、学術大会におけるシンポジストや座長なども積極的に行っている。
◇—著書に安保氏との共著『寝たきり老後がイヤなら 毎日とにかく歩きなさい！』（すばる舎）、編著書に『臨床データから読み解く理学療法学』『3日間で行う理学療法臨床評価プランニング』（以上、南江堂）などがある。

カバーデザイン　小口翔平＋喜來詩織（tobufune）
本文デザイン・図版　荒井雅美（トモエキコウ）
イラスト　中村加代子
編集担当　水沼三佳子（すばる舎）

何歳からでも 丸まった背中が２ヵ月で伸びる！

2019年10月25日　第1刷発行
2025年3月21日　第25刷発行

著　者――安保雅博／中山恭秀
発行者――徳留慶太郎
発行所――株式会社すばる舎
東京都豊島区東池袋3-9-7 東池袋織本ビル　〒170-0013
TEL　03-3981-8651（代表）　03-3981-0767（営業部）
振替　00140-7-116563
http://www.subarusya.jp/
印　刷――ベクトル印刷株式会社

落丁・乱丁本はお取り替えいたします
©Masahiro Abo,Yasuhide Nakayama 2019 Printed in Japan
ISBN978-4-7991-0838-3